Irmãos na Cozinha

Ser saudável é uma delícia

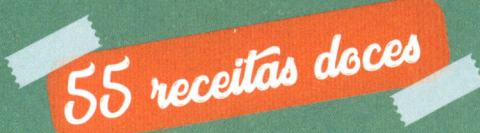

55 receitas doces

O livro é a porta que se abre para a realização do homem.

Jair Lot Vieira

Irmãos na Cozinha

Ser saudável é uma delícia

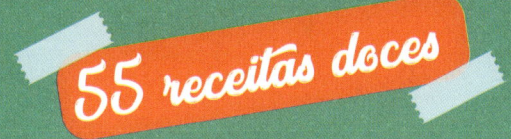
55 receitas doces

Bazar editorial

Copyright desta edição © 2020 by Edipro Edições Profissionais Ltda.

Todos os direitos reservados. Nenhuma parte deste livro poderá ser reproduzida ou transmitida de qualquer forma ou por quaisquer meios, eletrônicos ou mecânicos, incluindo fotocópia, gravação ou qualquer sistema de armazenamento e recuperação de informações, sem permissão por escrito do editor.

Grafia conforme o novo Acordo Ortográfico da Língua Portuguesa.

1ª edição, 2020.

Editores: Jair Lot Vieira e Maíra Lot Vieira Micales
Coordenação editorial: Fernanda Godoy Tarcinalli
Produção editorial: Carla Bitelli
Assistente editorial: Thiago Santos
Edição: Camile Mendrot | Ab Aeterno
Assistência: Juliana da Costa
Preparação de texto: Denise Pasito Saú | Ab Aeterno
Revisão: Patrícia Vilar, Tatiane Ivo e Vanessa Spagnul | Ab Aeterno
Capa, projeto gráfico e diagramação: Domitila Carolino | Ab Aeterno
Fotografias: Receitas: Irmãos na Cozinha
   Capa, 4ª capa e páginas 5, 6 superior esquerdo,
   8, 9, 11, 12-13, 14-15, 17 e 156: Ana Paula Pires Trevisan
   Detalhes nas páginas 22, 27 e 29: Freepik.com

Os autores agradecem à loja Ambientale, de Bauru, SP,
por ceder o espaço e os objetos usados em algumas fotos do livro.

Dados Internacionais de Catalogação na Publicação (CIP)
(Câmara Brasileira do Livro, SP, Brasil)

Franciscato, Carolina Bustamante

   Ser saudável é uma delícia : 55 receitas doces / Carolina Bustamante Franciscato, Rodolfo Bustamante. — São Paulo : Bazar Editorial, 2020.

   ISBN 978-65-86741-00-1

   1. Confeitaria 2. Culinária 3. Doces (Culinária) 4. Receitas (Culinária) I. Bustamante, Rodolfo. II. Título.

20-35823   CDD-641.5

Índices para catálogo sistemático:
1. Receitas : Culinária : Economia doméstica   641.5

Maria Alice Ferreira - Bibliotecária - CRB-8/7964

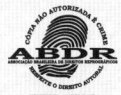

São Paulo: (11) 3107-7050
Bauru: (14) 3234-4121
www.bazareditorial.com.br
edipro@edipro.com.br
@editoraedipro

Bazar editorial

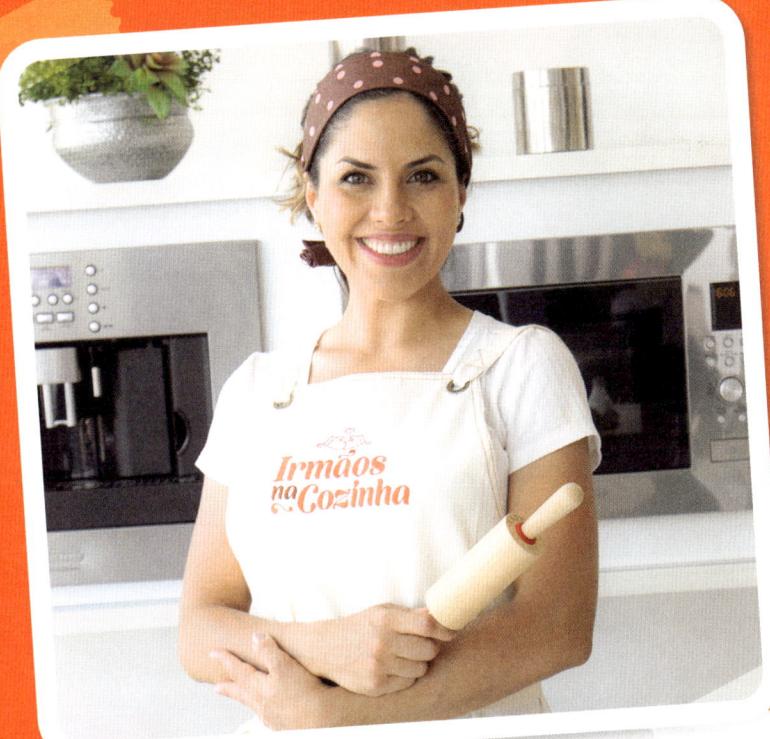
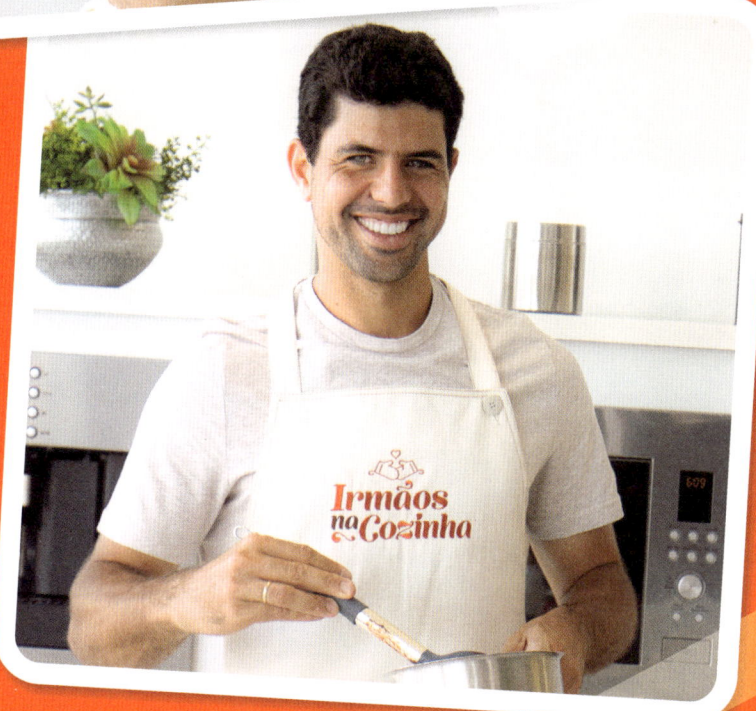

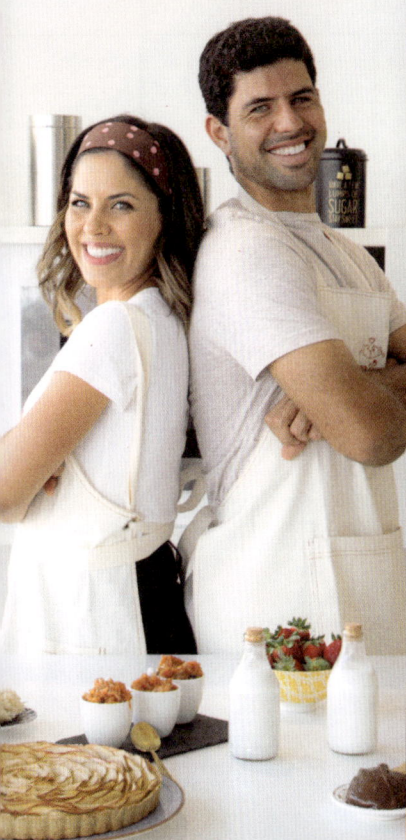

Irmãos na Cozinha

Receitas básicas

Leites vegetais	28
Leite de amêndoa	29
Leite de coco	30
Biomassa de banana verde	32
Leite condensado de amêndoa	35
Manteiga ghee	36
Extrato de baunilha	39

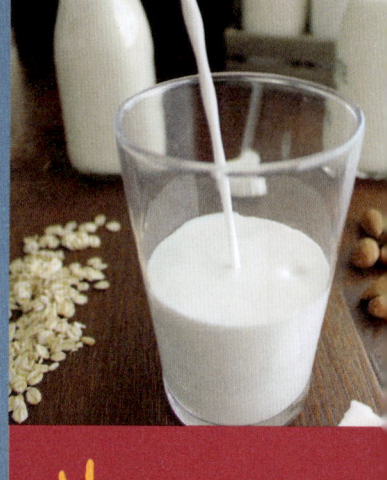

Frutas pra que te quero

Geleia de morango com maracujá	62
Mousse de maracujá	65
Pudim de laranja	66
Crumble de maçã	69
Frutas caramelizadas com especiarias	70
Frutas vermelhas com zabaione	73
Flan de coco com compota de abacaxi	74
Manjar de coco com calda de morango	77

Top 10 da alimentação saudável e prazerosa	12
A pergunta que não quer calar: como adoçar?	16

Clássicos

Cheesecake romeu e julieta	43
Torta de limão desconstruída	45
Petit gâteau	48
Panna cotta	51
Torta de maçã	52
Curau	55
Doce de abóbora com coco	56
Doce de leite	58

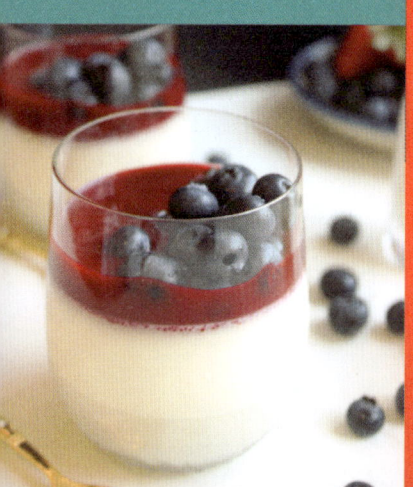

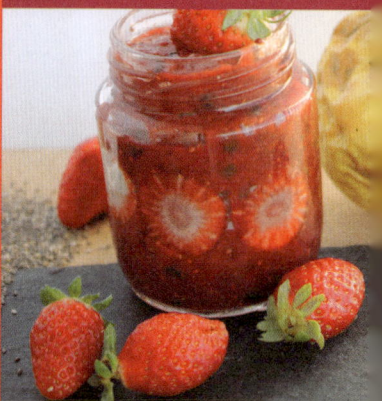

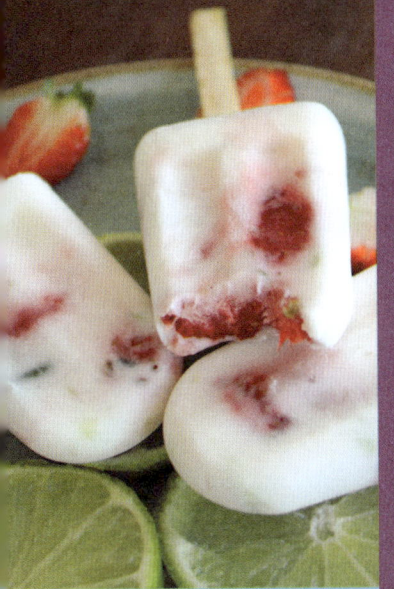

Gelateria

Sorbet de manga 80
com gengibre

Sorbet de framboesa ... 83
e limão-siciliano
com pistache

Sorvete de chocolate 84
com banana

Sorvete de avocado 87

Fudge gelado 88
de chocolate

Farofa doce 91

Picolé de iogurte com .. 92
morango e limão

Picolé de creme com ... 95
fios de chocolate

Picolé de coco 96

Torta gelada de 99
matchá com mirtilo

Torta gelada de 101
amendoim, banana
e chocolate

É festa!

Brigadeiro 107

Docinho de pistache 108
com cacau

Docinho cítrico 110
de amêndoa

Beijinho de macadâmia 113

Naked cake de cenoura 114

Bolo de chocolate 117
com coco

Milk-shake 121

Gelatina de uva 122

Bolo de cenoura 125
de pote

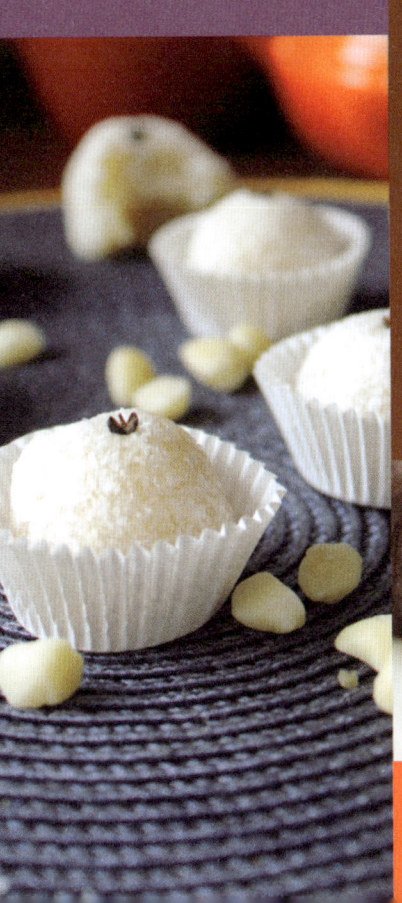

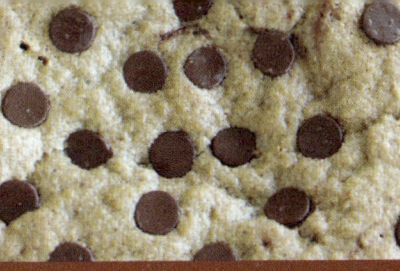

Um final feliz: chocolate!

Brigadeirão 128

Brownie 131

Trufa de chocolate 132

Bombom surpresa 135

Bombom de caramelo .. 137
e amendoim

Barrinha de granola 138

Brigadeiro express 141
de colher

Crepe de frutas 142
com ganache

Bombom de coco 144

Mousse de chocolate ... 147

Torta de chocolate 149

Torta cookie 152

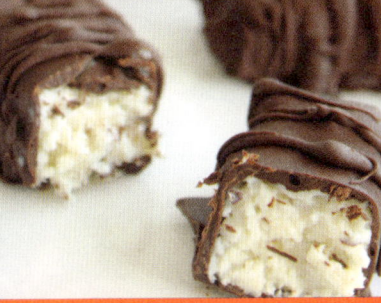

Dicas gerais 154

Irmãos na Cozinha

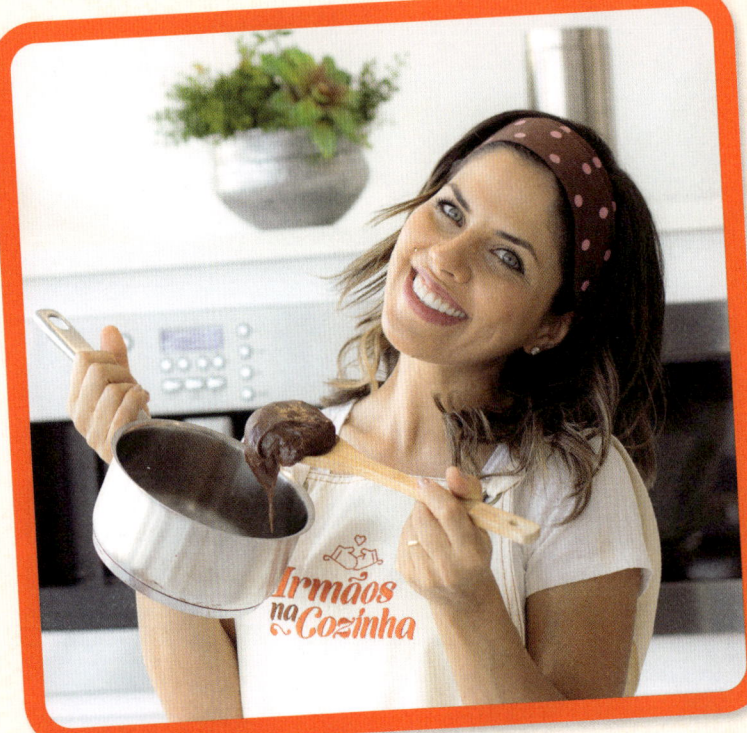

Eu, **Carol**, sempre tive uma relação profunda com a comida. Quantas memórias têm cheiros e sabores! Minha mãe conta que, certo dia, quando eu era criança, ao ver o chocolate derretido se misturando às claras em neve enquanto ela fazia um doce, falei: "Nossa, parece uma poesia!". Até hoje me lembro dessa frase quando estou cozinhando. Para mim, cozinhar é isto: uma mistura poética de técnica, sensibilidade, intuição e emoção com cores, aromas e sabores.

Nossa mãe sempre foi nosso maior exemplo. Ela tem uma disposição impressionante para cozinhar e faz os melhores bolos e pães que já comemos, geralmente lembrando da receita "de cabeça". Quem frequenta nossa casa sabe: mesmo se você der só uma "passadinha", ela vai fazer um café e servir alguma coisa gostosa feita por ela!

Aos 17 anos, fiz intercâmbio nos Estados Unidos. A família com quem morei não costumava cozinhar; diariamente comiam *fast-food* ou comida industrializada congelada. Após seis meses, pude sentir o impacto desses hábitos alimentares na minha vida. Sempre pensei em estudar nutrição, mas foi depois dessa experiência que tive a certeza de que era isso o que eu queria. Assim, em 2009, me formei em Nutrição e Metabolismo pela Faculdade de Medicina de Ribeirão Preto da Universidade de São Paulo (FMRP-USP).

Em 2009, eu, **Rodolfo**, me mudei para os Estados Unidos para fazer faculdade de Economia e jogar o circuito universitário de tênis (NCAA). Em 2014, me formei pela Texas Christian University (Fort Worth, TX). Minha paixão pela culinária saudável veio à tona nesse período. A rotina de treinos pesados e o cuidado com

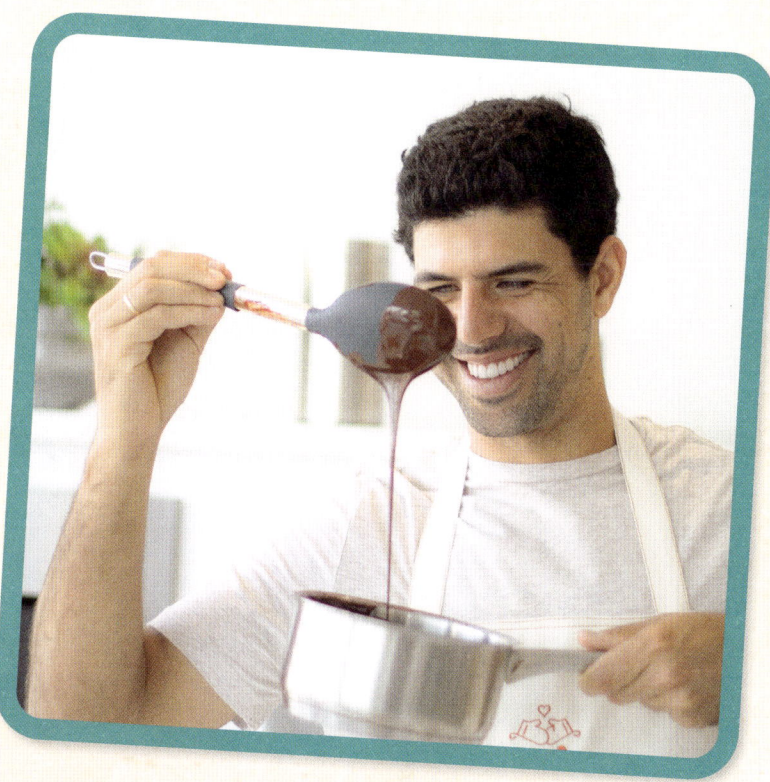

a saúde me fizeram passar bastante tempo na cozinha e frequentar alguns mercados incríveis que existem lá. Durante oito anos, Carol e eu estivemos longe um do outro, mas a comida foi algo que nos aproximou. Era um grande desafio ter uma alimentação adequada para meu ritmo intenso de treinamento, em um país com uma cultura alimentar tão diferente. Carol, como nutricionista, me orientava a distância. Nossa troca de fotos nos motivava a fazer, a cada refeição, um prato mais bonito e criativo. Foi então que surgiu a ideia de criarmos um espaço em que pudéssemos compartilhar essas fotos e inspirar pessoas a se alimentarem de maneira saudável e prazerosa. Assim, em outubro de 2013, criamos o @irmaosnacozinha, no Instagram, com o *slogan* "Unidos pela comida". Nossa missão sempre foi mostrar que ser saudável é uma delícia! São mais de seis anos de postagens quase diárias, todas com fotos autorais, sempre buscando trazer receitas saudáveis, práticas e surpreendentes. Queremos mostrar também o poder que a comida tem de aproximar pessoas. Irmão e irmã, esposos e esposas, pais, mães e filhos, amigos, parentes... Não é incrível?

Em 2017, voltei para o Brasil e, agora, moramos na mesma cidade, Bauru, no interior de São Paulo. Valorizamos ainda mais o fato de podermos cozinhar e comer juntos!

...

Este livro é a realização de mais um sonho. Ver nossas receitas saindo da tela, sendo eternizadas em páginas de papel, com fotos autorais, é muito especial para nós!

Aqui, você vai encontrar diversos tipos de doces. Tem receita com e sem açúcar, com e sem lactose, *low carb* e *high carb* (com baixo e alto teor de carboidratos), pois, salvo em caso de alergias e intolerâncias alimentares, acreditamos que um doce pode ser saudável estando ou não nessas categorias, desde que se cuide da qualidade dos ingredientes e da quantidade consumida. Desde que o açúcar seja o coadjuvante e que o protagonista seja o sabor natural dos alimentos. Desde que os doces façam parte do contexto de uma alimentação equilibrada e feliz.

Vem ser saudável com a gente!
Carol e Rodolfo

Compartilhe conosco as receitas que você aprendeu aqui, utilizando a hashtag #livroirmaosnacozinha!

 @irmaosnacozinha

 irmaosnacozinha.com

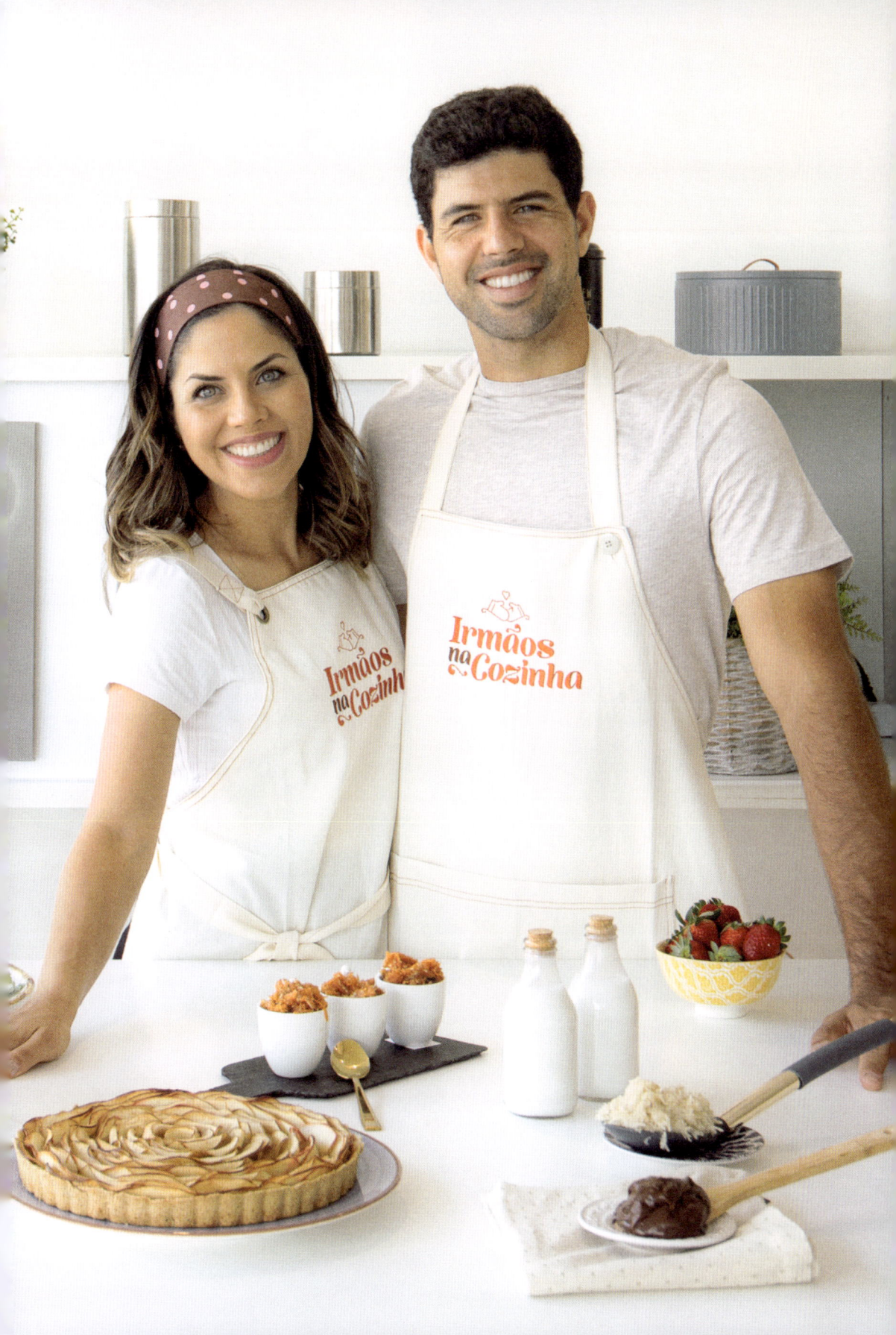

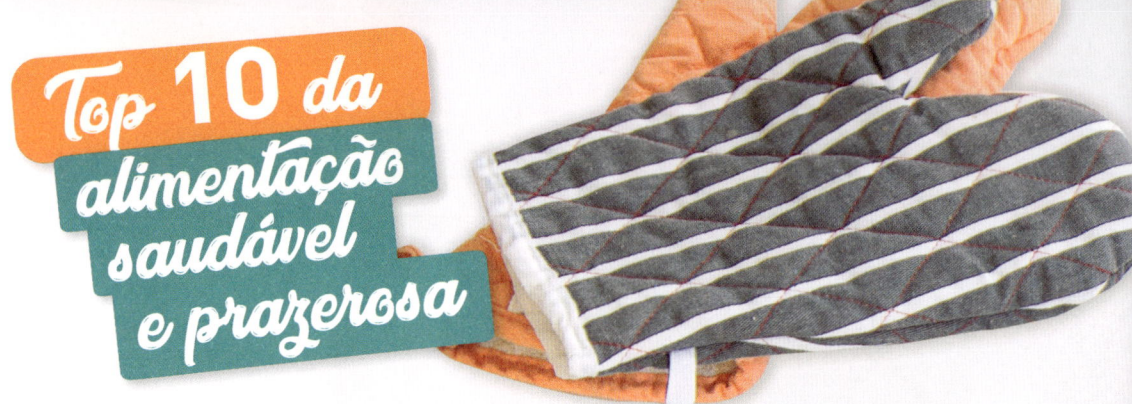

Top 10 da alimentação saudável e prazerosa

Com a avalanche de informações que recebemos diariamente, comer se tornou um ato complexo. Surgiram alimentos vilões e alimentos milagrosos. Surgiram o medo de comer, a culpa e a frustração. A palavra "dieta" virou sinônimo de restrição e sacrifício.

Mas temos uma boa notícia: não precisa ser assim! Mesmo se o objetivo for o emagrecimento.

A forma como nos alimentamos impacta diretamente a nossa saúde, afetando a disposição, o rendimento, o sono e até mesmo o humor! Atitudes simples do dia a dia podem melhorar muito a forma como você se alimenta. Veja a seguir alguns pontos que consideramos essenciais nesse processo.

1. Coma comida de verdade

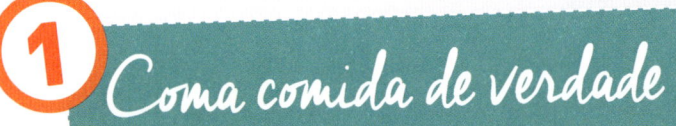

Tenha uma alimentação o mais natural possível, seguindo o mote "desembale menos e descasque mais". Evite ao máximo comidas processadas, pois elas têm excesso de sódio e açúcar, gorduras trans (as mais prejudiciais para a saúde) e aditivos alimentares, como conservantes (eles prejudicam muito nossa saúde intestinal!), aromatizantes, corantes (potencialmente alergênicos) e realçadores de sabor. Com os alimentos *in natura*, você ganha muito mais nutrientes em sua alimentação.

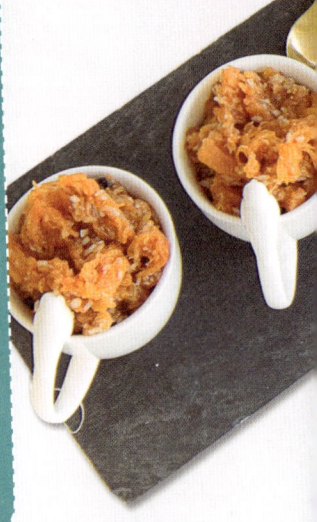

2. Priorize o consumo de alimentos orgânicos

Os alimentos orgânicos são obtidos com um sistema de produção consciente, sustentável e ecologicamente correto, que não utiliza nenhum tipo de contaminante, preservando, assim, o meio ambiente e a saúde do produtor, do trabalhador e do consumidor. O resultado é um alimento mais equilibrado em minerais e com muito mais compostos com alta capacidade antioxidante, diretamente relacionados à prevenção de doenças. Conheça quem produz os alimentos que você consome. Valorize os alimentos orgânicos, a produção local e o pequeno agricultor!

3. Leia rótulos atentamente

Quanto menos ingredientes, melhor. Entre os ingredientes, quanto mais forem alimentos, e não aditivos, melhor. Entenda que termos como light, diet, zero e fit não são sinônimos de saúde! Foque no que o produto contém (é fonte de proteínas? Fibras? Gorduras boas?), e não no que ele não tem (ele pode ser zero gordura e cheio de açúcares, ou ser zero açúcar e cheio de adoçantes artificiais, por exemplo).

4. Não tenha medo das calorias

Priorize o valor nutricional, não o valor calórico dos alimentos. O grupo das gorduras é mais energético que o de carboidratos e o de proteínas, porém é fundamental para a saúde – e até para o emagrecimento! Por exemplo, ao substituir um pacotinho de biscoito industrializado fit de 70 kcal por uma porção de castanhas de 140 kcal, você terá um lanche muito mais nutritivo, com mais vitaminas e antioxidantes, o que não vai provocar picos glicêmicos e vai gerar saciedade por muito mais tempo.

5. Aprecie com moderação

Comer é um ato social, um grande prazer da vida! Celebrações sempre estão associadas a comidas e bebidas. Na nutrição, a palavra-chave é *equilíbrio*. Não é porque maçã é saudável que você deve comer uma cesta de maçãs de uma só vez. Não é porque açúcar não é a opção mais saudável que existe que você não pode comer nunca. Busque a *sophrosyne*, termo grego que significa "justa medida"! Quando temos bons hábitos alimentares no dia a dia, podemos nos permitir algumas transgressões alimentares sem culpa, desde que o consumo seja eventual e moderado!

6. Tenha uma boa relação com a comida

Hoje em dia, fazemos tantas coisas ao mesmo tempo e temos tantas preocupações na cabeça que é muito difícil nos concentrarmos na refeição. Procure vivenciar a experiência completa do ato de se alimentar. Perceba o cheiro da comida, respire calmamente, coloque o alimento na boca e mastigue-o devagar, concentrando-se em cada sabor e nas sensações que ele provoca. Isso já vai melhorar muito sua relação com a comida e sua percepção de saciedade – além de ajudar na digestão!

7. Apure seu paladar

Consumir muito sal ou açúcar vicia as papilas gustativas e deixa tudo parecendo sem sabor. Mas nosso paladar pode ser treinado! Uma vez que educamos nosso paladar, passamos a precisar bem menos (ou até mesmo nada) de açúcar, adoçante ou sal para saborear as refeições. Quando a bebida está pura, você consegue apreciar seu sabor natural e perceber a qualidade da erva, do grão ou da fruta, por exemplo. Consequentemente, você poderá deixar de consumir refrigerantes, por exemplo, por se acostumar a sabores naturais muito mais gostosos.

Faça o teste!

Vá diminuindo aos poucos a quantidade de açúcar que você usa para adoçar bebidas, por exemplo, tendo como objetivo tomar a bebida pura (e sentindo prazer, claro!). Após duas semanas, garantimos que, se você colocar a quantidade inicial de açúcar ou adoçante à qual estava acostumado, vai se surpreender com a sensação: achará doce demais!

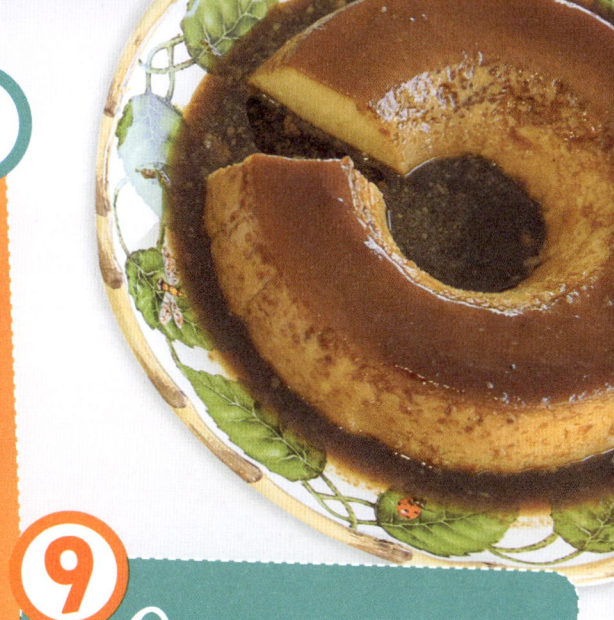

8. Programe sua alimentação da semana

Organização e planejamento são fundamentais para que a alimentação saudável seja possível no seu dia a dia! Não dá para pensar no que comer só na hora da fome, pois a chance de comer "qualquer coisa" é imensa! Reserve um momento para fazer as compras e planejar as refeições. Cozinhe algumas preparações em maior quantidade e congele em porções menores. Higienize as verduras e deixe-as na geladeira prontas para serem consumidas. Parece trabalhoso, mas acredite: você estará poupando muito tempo da sua semana e perceberá que cozinhar pode ser um hábito muito prazeroso. Ah, e cozinhar a própria comida também é mais econômico!

9. Ouça seu corpo

Nosso organismo é sábio, ele nos manda sinais o tempo todo, só precisamos estar atentos para percebê-los! Coma com consciência. Aprenda a identificar quando seu corpo já está saciado!

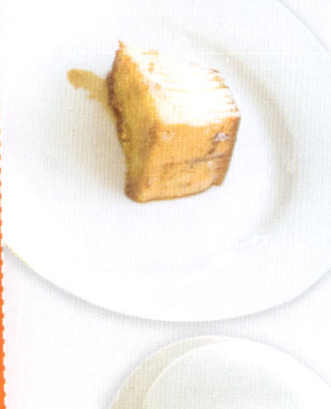

10. Consulte um nutricionista

O profissional nutricionista é quem pode orientar sobre o que funciona melhor em cada caso. Você pode se adaptar mais a uma alimentação vegetariana ou a uma alimentação *low carb*. Talvez você precise fazer seis refeições ao dia; talvez não. O nutricionista é como o maestro em uma orquestra: cuida de cada "som" do seu organismo (como intestino, cérebro, pele, exames bioquímicos), para permitir que seu corpo toque sua melhor música!

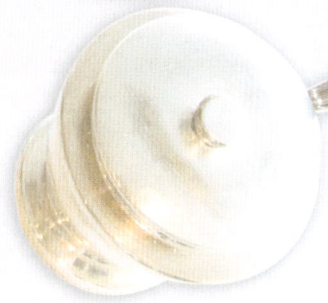

A pergunta que não quer calar: como adoçar?

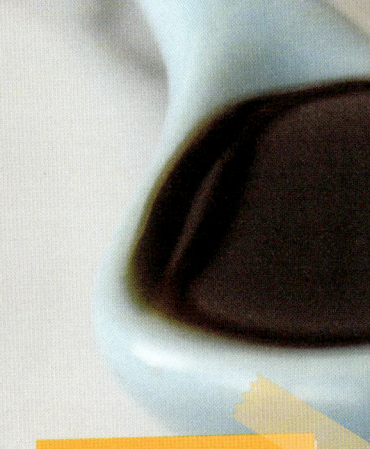

O açúcar naturalmente presente nos alimentos é sempre a opção mais saudável. Em receitas doces, costumamos utilizar especiarias e essências naturais que agregam sabor – especialmente a baunilha –, assim, precisamos de menos açúcar ou adoçante para ter uma preparação deliciosa!

E é sempre bom lembrar: todos os tipos de açúcar e adoçante devem ser consumidos com bom senso e moderação.

Veja a seguir as opções mais saudáveis para adoçar.

Escala dos açúcares

Quanto mais escuro:

- menos refinado
- menos aditivos químicos
- mais nutrientes

Açúcar de coco

- Extraído das flores da palma de coco.
- Açúcar não processado, sem aditivos químicos.
- Poder adoçante um pouco menor que o do açúcar da cana.
- Preserva as vitaminas e os mineiras originais do coco.
- Índice glicêmico baixo (35 — ver p. 24).
- Custo mais elevado.

Embora os açúcares preservem vitaminas e minerais, não é recomendado consumi-los por causa da presença desses nutrientes, já que a ingestão diária precisaria ser exagerada para que eles se tornassem boas fontes.

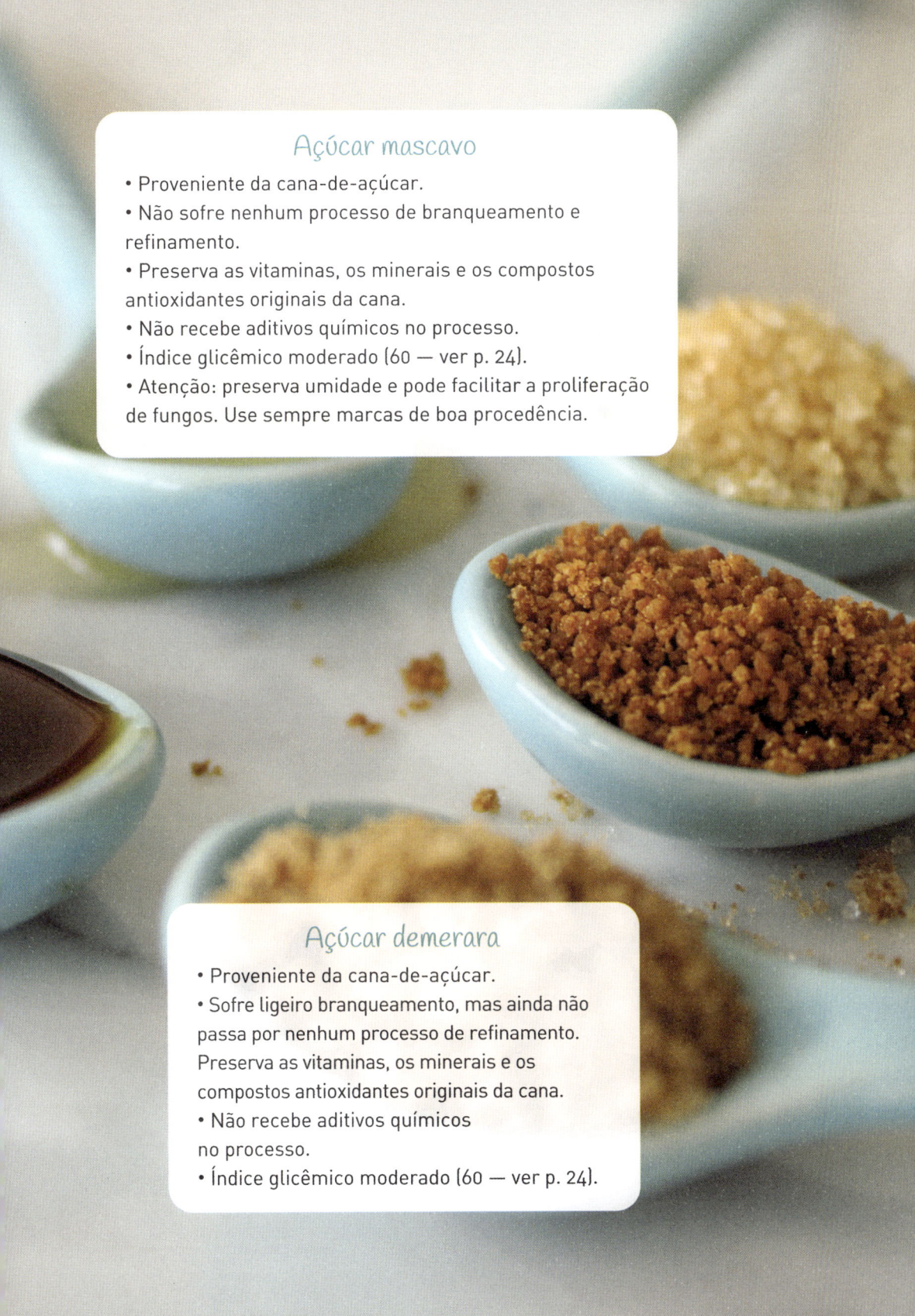

Açúcar mascavo

- Proveniente da cana-de-açúcar.
- Não sofre nenhum processo de branqueamento e refinamento.
- Preserva as vitaminas, os minerais e os compostos antioxidantes originais da cana.
- Não recebe aditivos químicos no processo.
- Índice glicêmico moderado (60 — ver p. 24).
- Atenção: preserva umidade e pode facilitar a proliferação de fungos. Use sempre marcas de boa procedência.

Açúcar demerara

- Proveniente da cana-de-açúcar.
- Sofre ligeiro branqueamento, mas ainda não passa por nenhum processo de refinamento. Preserva as vitaminas, os minerais e os compostos antioxidantes originais da cana.
- Não recebe aditivos químicos no processo.
- Índice glicêmico moderado (60 — ver p. 24).

Açúcares fluidos

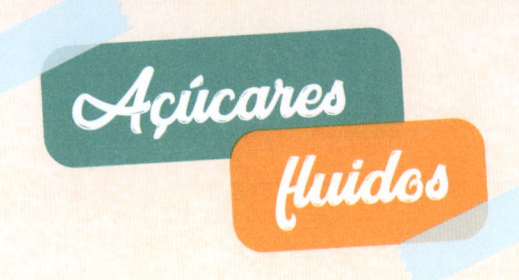

Todas as opções a seguir podem ser substituídas entre si na maioria das receitas deste livro, pois têm textura semelhante. Haverá alteração apenas na cor e no sabor, já que cada uma tem sabor característico.

Melado

- Líquido viscoso e denso obtido pela fervura do caldo da cana.
- Quanto mais cozido, é mais escuro, tem maior concentração de nutrientes e menos sabor residual da cana.
- Índice glicêmico moderado (55 — ver p. 24).

Atenção!
Melado ≠ Melaço

Utilize sempre o melado! Melaço é um subproduto resultante da produção de açúcar.

Mel

- Contém vitaminas, minerais, enzimas, fitoquímicos e propriedades antimicrobianas.
- O ideal é consumi-lo cru, pois, ao ser aquecido, ele perde algumas de suas propriedades.
- Índice glicêmico baixo (44 — ver p. 24).

Néctar de coco

- Tem as mesmas características do açúcar de coco, porém em uma versão fluida.
- Índice glicêmico baixo (35 — ver p. 24).
- Custo mais elevado.

Ser saudável é uma delícia
55 receitas doces

Fruta também adoça!

Frutas secas

Uva-passa, ameixa e tâmara são ótimas alternativas ao açúcar, por serem nutritivas e naturalmente doces. Ideais para crianças com menos de 2 anos de idade. São muito versáteis, dão cremosidade e doçura a bebidas, como vitaminas e sucos, e maciez e doçura a preparações como bolos, cupcakes, muffins e pães. A tâmara é a nossa preferida, pois não deixa sabor residual – a preparação parece mesmo ter sido feita com açúcar!

Existem diversos tipos de tâmara, mas a mais indicada para adoçar é a medjool, que é graúda e suculenta. Além disso, as tâmaras são boas fontes de magnésio e potássio, que auxiliam no controle da ansiedade, e têm fibras, que desaceleram a absorção do açúcar natural da fruta.

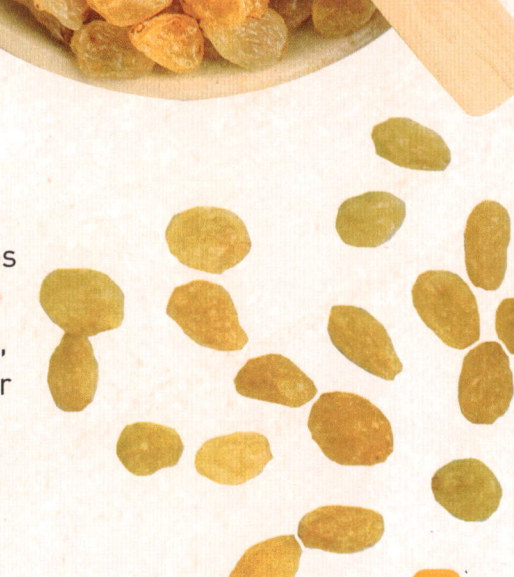

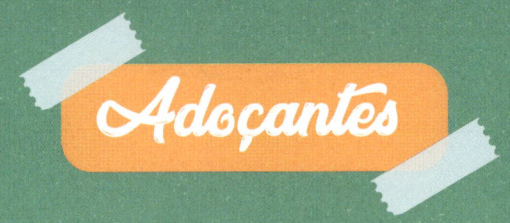

Adoçantes

São substâncias de baixo ou nenhum valor energético, que proporcionam sabor doce.

Fruta-dos-monges

- Obtida a partir do suco de uma fruta semelhante ao melão, nativa da China e Tailândia. Também chamada *monkfruit*.
- Não contém calorias.
- Não eleva a glicemia.
- Geralmente encontra-se associado ao eritritol.
- Boa palatabilidade.
- Custo mais elevado.

Açúcar de maçã

- A maçã inteira (exceto as sementes) é processada e se transforma em pó.
- Não passa por nenhum processo de refinamento.
- Mantém as fibras, vitaminas e minerais da maçã.
- Poder adoçante um pouco menor que o do açúcar extraído da cana.
- Pode ser caramelizado.
- Menos da metade das calorias do açúcar extraído da cana.
- Custo mais elevado.

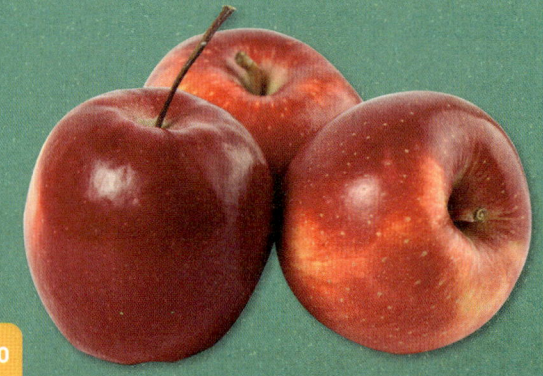

Todos esses adoçantes têm baixo índice glicêmico (ver p. 24)

Ser saudável é uma delícia
55 receitas doces

Estévia

- Planta originária da América do Sul.
- 300 vezes mais doce que o açúcar refinado.
- Prefira a versão com o esteviosídeo "Reb A", que é mais saborosa e tem menos sabor residual.
- Não contém calorias.

Taumatina

- Extraída de uma fruta africana chamada *katemfe*.
- 2 mil vezes mais doce que o açúcar refinado.
- Como seu poder adoçante é muito elevado, costuma ser misturada a outros adoçantes para ser comercializada.

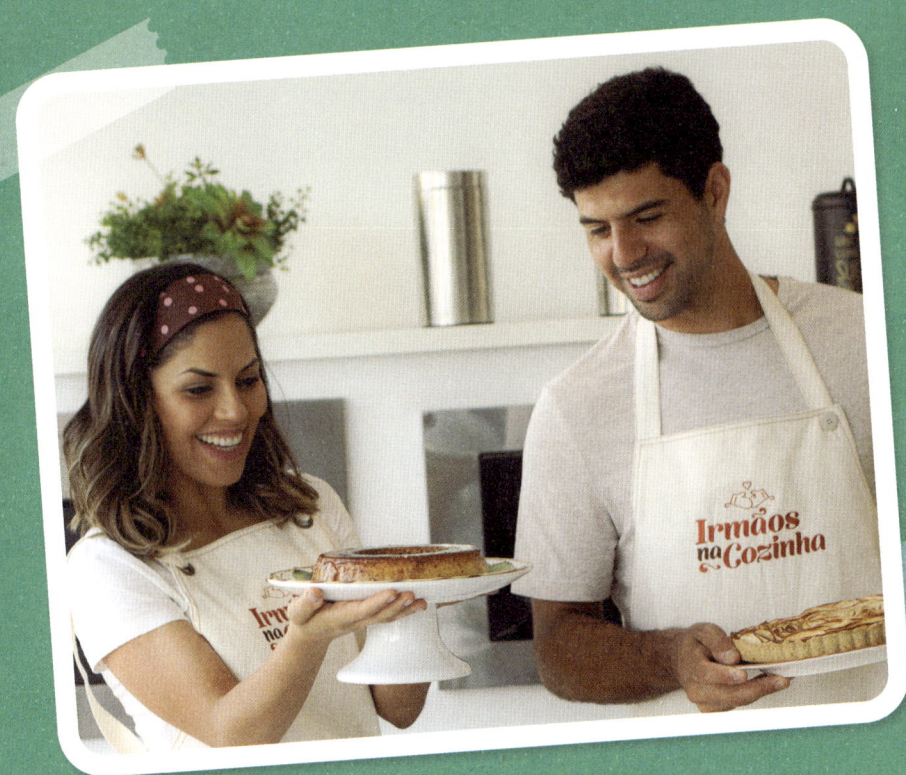

Outros adoçantes

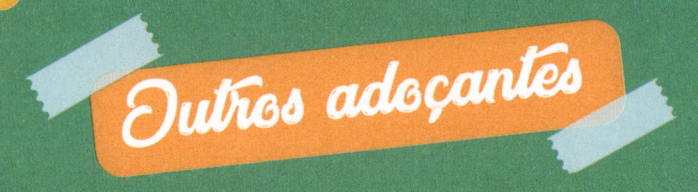

Xilitol

- É um poliol (álcool de açúcar).
- Metade das calorias do açúcar extraído da cana.
- Poder adoçante semelhante ao do açúcar extraído da cana.
- Custo mais elevado.
- Não é totalmente absorvido pelo intestino, e o resíduo não metabolizado pode provocar efeitos gastrointestinais como gases, estufamento e diarreia, dependendo da quantidade consumida.

Eritritol

- É um poliol (álcool de açúcar).
- Praticamente não contém calorias.
- Não eleva a glicemia.
- Poder adoçante 50% maior que o do açúcar extraído da cana.
- Custo mais elevado.
- Raramente produz efeitos gastrointestinais.

> ⚠️ Atenção à presença do maltitol em produtos industrializados! Apesar de ser um adoçante (é um poliol) e de ter índice glicêmico baixo (36), ele adoça bem menos do que o açúcar extraído da cana (tem 75% da doçura). Isso significa que, se um produto tiver em sua composição o dobro de maltitol do que usaria de açúcar, o impacto na glicemia será semelhante ao desse açúcar, mesmo o produto sendo considerado diet ou sem açúcar.

Os adoçantes artificiais são muitíssimo mais doces que o açúcar refinado — algo como trezentas a quatrocentas vezes. A dose utilizada deles geralmente é tão pequena que precisam estar diluídos em alguma outra substância. Por isso, para atingir uma quantidade suficiente para a dosagem de um sachê, a versão em pó geralmente está associada à lactose ou à maltodextrina, dois tipos de carboidratos que, metabolizados, se transformam em glicose — e ainda assim o adoçante é identificado como diet!

Em um sachê de adoçante, a quantidade dessas outras substâncias pode ser bem pequena, mas, se você usar o adoçante quatro vezes ao dia e ainda consumir outros produtos diet adoçados com ele, ao final do dia, poderá ter consumido 10 g de carboidrato simples — o que, dependendo do caso, pode ter um impacto relevante! Em especial, os intolerantes à lactose precisam ficar muito atentos ao rótulo desses adoçantes. Prefira esses adoçantes em gotas, diluídos em água.

Você sabe o que significa índice glicêmico (IG)?

É um valor que indica a velocidade com que os alimentos que contêm carboidrato liberam glicose (açúcar) no sangue. Quanto maior o IG do alimento, maior será o estímulo para o pâncreas produzir insulina, um hormônio anabólico necessário para que a glicose entre nas células. Quando a insulina está alta, ela sinaliza ao corpo que precisa sintetizar gordura, por isso o ideal é que o carboidrato seja absorvido lentamente, evitando picos de insulina.

Se você consumir um cafezinho adoçado com uma colher de açúcar ou uma panqueca de aveia adoçada com a mesma quantidade de açúcar, o impacto no metabolismo será diferente. Na panqueca, o açúcar está combinado com alimentos que fornecem fibras, proteína e gordura. Isso gera mais saciedade e reduz a velocidade com que a glicose será absorvida.

Referência para classificação IG dos alimentos: Baixo ≤ 55; Médio 56 a 69; Alto ≥ 70 ou mais.

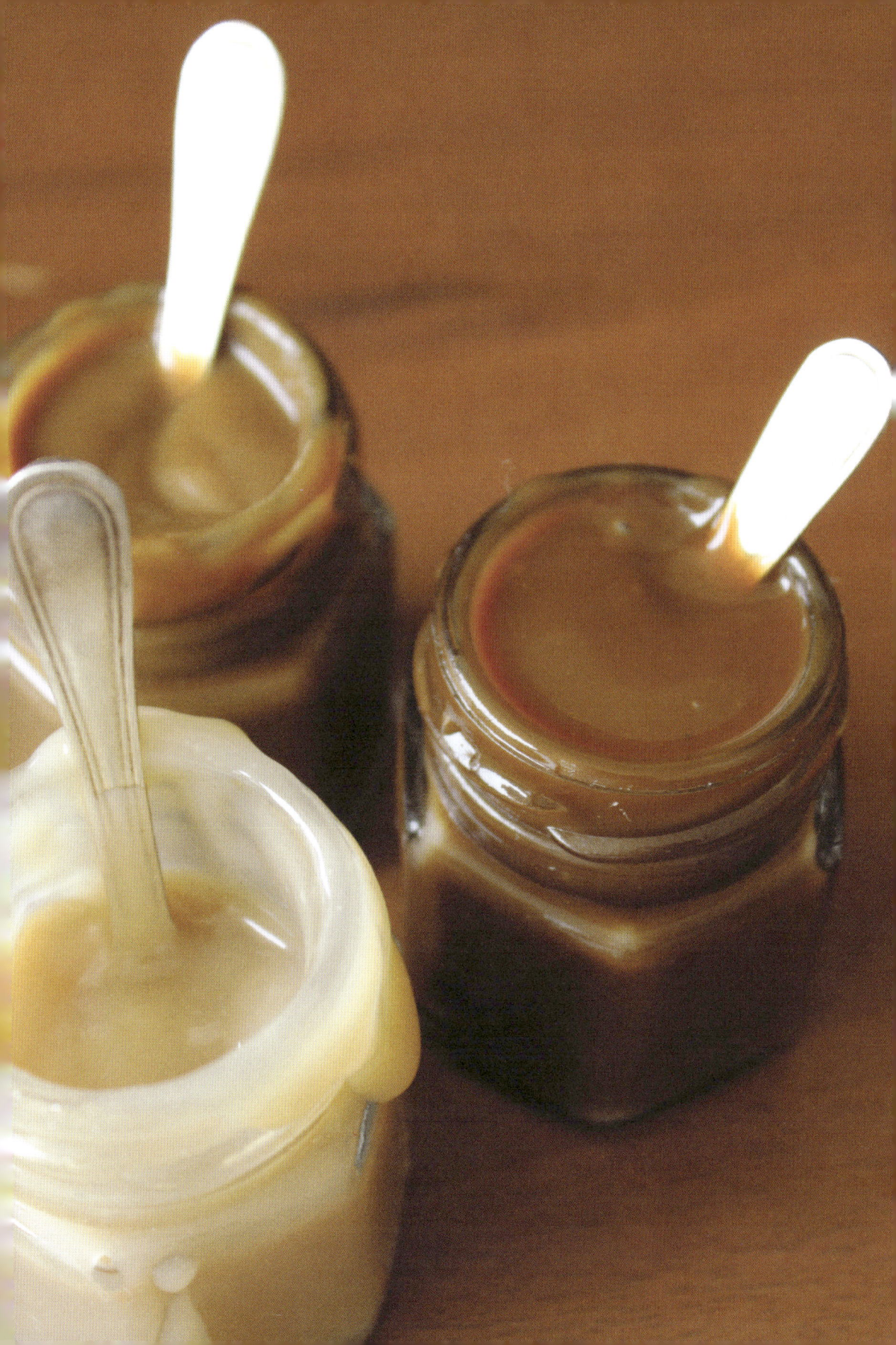

Receitas básicas

Leites vegetais

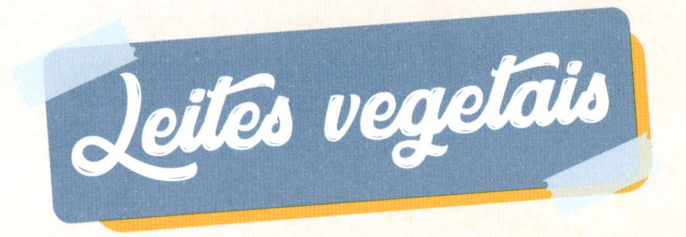

Leites vegetais são ótimas alternativas para veganos, alérgicos à proteína do leite de vaca, intolerantes à lactose ou qualquer pessoa que busque uma alimentação saudável, pois são naturais e muito nutritivos.

Apesar de chamarmos de "leite", são, na verdade, extratos vegetais, e seus nutrientes diferem bastante dos encontrados no leite de vaca. Cada leite vegetal traz os nutrientes do ingrediente escolhido para produzi-lo. O leite de amêndoa, por exemplo, é fonte de gordura monoinsaturada, protetora do coração, e é rico em magnésio, que tem ação calmante, o que o torna uma boa pedida para quem tem o hábito de tomar leite antes de dormir ou para quando estamos ansiosos.

> Você vai precisar de um coador de voal (se não tiver, poderá usar um pano de prato limpo) para coar os leites.
>
> Se o seu leite vegetal for feito com castanha de caju, não é preciso coá-lo, pois ela é uma oleaginosa mais macia e praticamente não forma resíduo.

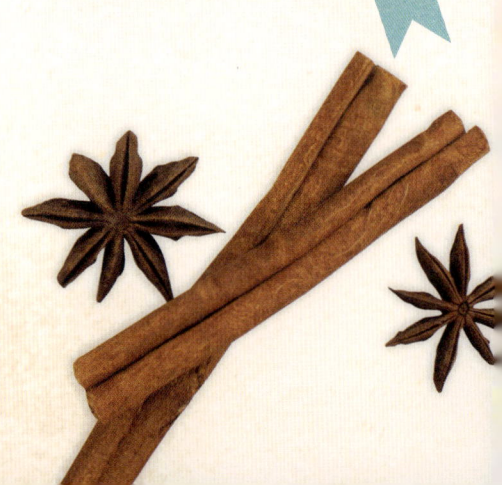

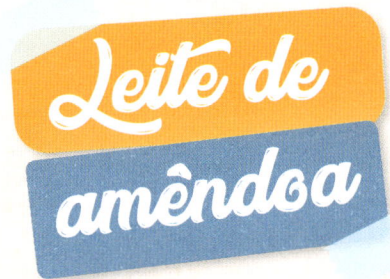

Leite de amêndoa

Tempo: 8 h para demolho + 5 min
Rende: 700 ml

Ingredientes

1 xícara de amêndoa
3 xícaras de água + um pouco para o demolho

Preparo

1. Coloque a amêndoa em uma tigela e cubra com água fria. Deixe de molho por 8 horas.

2. Escorra a amêndoa e despreze a água do demolho.

3. No liquidificador, bata as 3 xícaras de água e a amêndoa até ela ficar bem triturada.

4. Com a ajuda de um coador de voal, coe essa mistura sobre uma tigela.

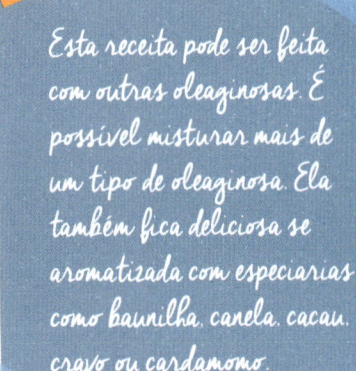

Esta receita pode ser feita com outras oleaginosas. É possível misturar mais de um tipo de oleaginosa. Ela também fica deliciosa se aromatizada com especiarias como baunilha, canela, cacau, cravo ou cardamomo.

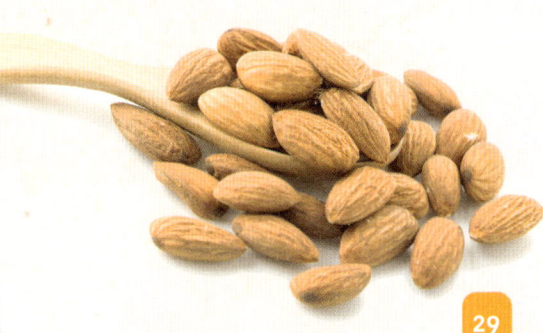

Não descarte o resíduo que sobrar, aproveite-o em outros preparos, como o Bombom surpresa (p. 135).

Leite de coco

Tempo: 10 min
Rende: 700 ml a 1 L

Ingredientes

Polpa de 1 coco fresco
3 a 4 xícaras de água quente

Preparo

1. Corte a polpa do coco em pedaços.
2. No liquidificador, coloque o coco e a água e bata bastante, para extrair bem toda a gordura do coco, até obter uma mistura homogênea. Se desejar um leite mais encorpado (para usar como base de alguma receita), use menos água; agora, se quiser um leite mais ralo (para beber), adicione mais água.
3. Sobre uma tigela, passe o leite por um coador de voal.

Para obter um leite de coco bem encorpado, como o da versão industrializada concentrada e vendida na garrafinha, acrescente 1/2 colher (chá) de goma xantana para cada 500 ml de leite pronto e bata no liquidificador por 3 minutos.

O leite de coco industrializado contém diversos conservantes, entre eles o metabissulfito de sódio, que, segundo a Associação Brasileira de Alergia e Imunologia, pode causar reações alérgicas, como urticária, e agravar a asma.

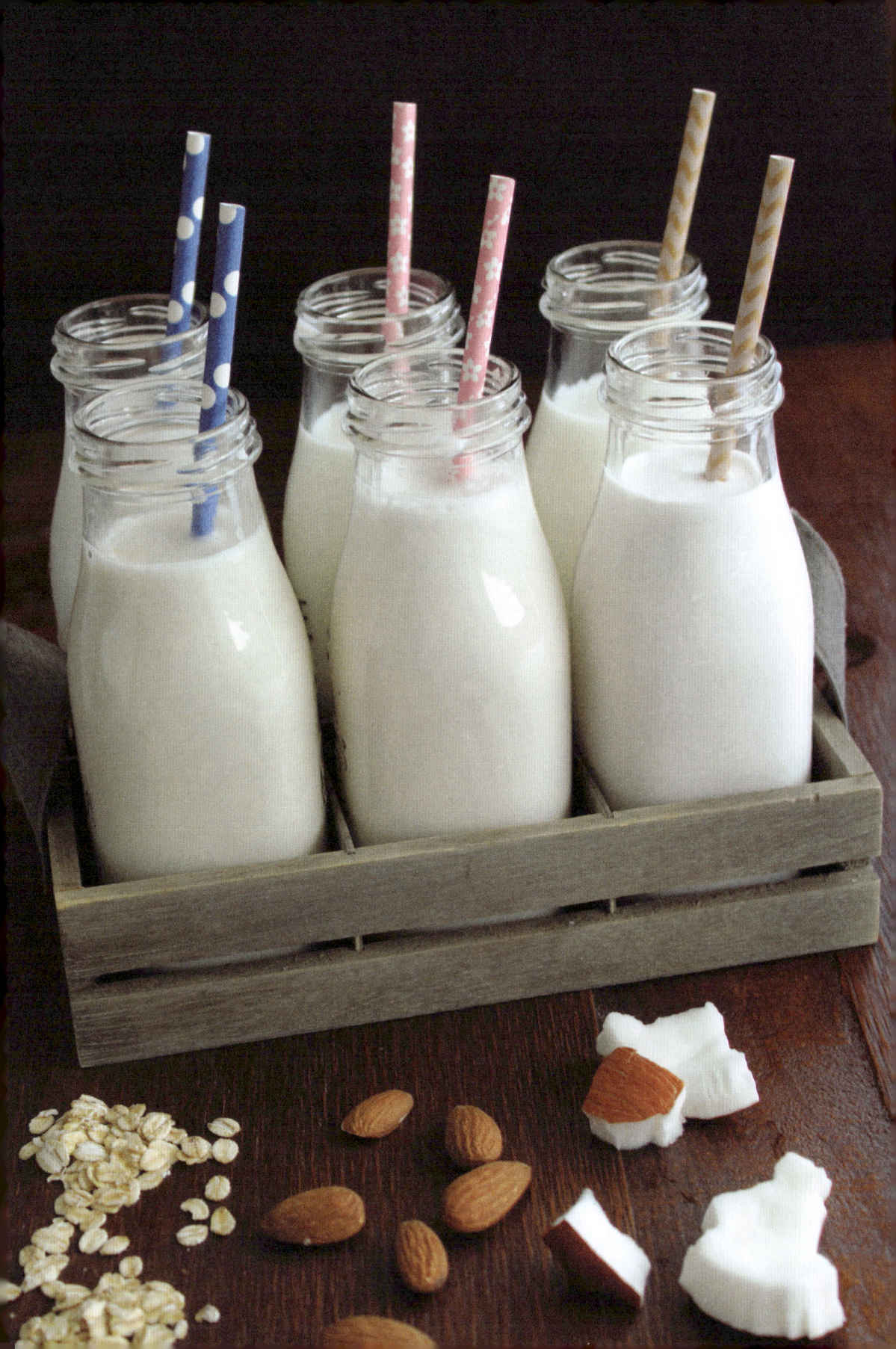

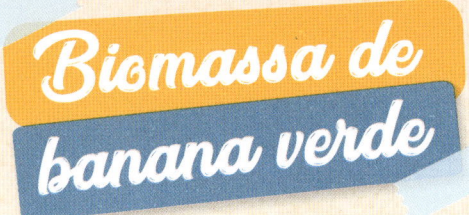

Biomassa de banana verde

A biomassa de banana verde é um alimento poderoso! Não tem gosto de banana e confere cremosidade a pratos doces e salgados.

Tempo: 20 min
Rende: 3 xícaras

Ingredientes

6 bananas verdes de qualquer tipo, desde que estejam bem verdes
½ xícara de água

Preparo

1. Separe as bananas do cacho mantendo os cabos intactos, bem fechados.

2. Em uma panela de pressão, coloque água suficiente para cobrir as bananas.

3. Leve a panela ao fogo até a água ferver.

4. Com a água já fervente, coloque as bananas com casca na panela e tampe. Assim que pegar pressão, abaixe o fogo e cozinhe por 8 minutos.

5. Desligue o fogo e espere o vapor sair naturalmente.

6. Despreze a água do cozimento e passe as bananas em água corrente para que esfriem um pouco e você consiga manuseá-las.

7. Descasque as bananas ainda quentes.

8. Bata a polpa ainda bem quente no processador ou liquidificador, até obter uma pasta bastante espessa. É importante que a polpa esteja bem quente na hora de bater, pois, se esfriar, a banana resseca e a biomassa não ficará cremosa.

9. Acrescente a água em temperatura ambiente e bata até obter uma pasta homogênea e cremosa.

10. Armazene na geladeira por 5 dias ou congele por até 3 meses.

Após descongelar a biomassa, acrescente um pouco de água fervente e bata no mixer, liquidificador ou processador até obter um creme, e pronto!

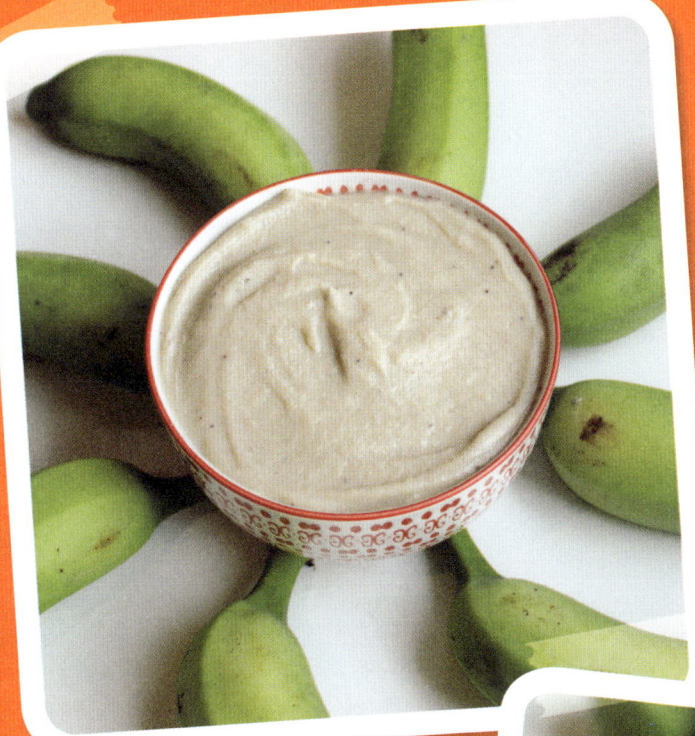

A biomassa tem uma fibra prebiótica muito importante para o bom funcionamento do intestino. Por isso, contribui para a prevenção de doenças como diabetes, dislipidemia e obesidade. Além de ajudar na saciedade!

Existe biomassa pronta, feita nas versões polpa e integral. A polpa é a biomassa propriamente dita, tem um sabor mais neutro e é mais cremosa. A integral é a polpa batida com a casca da banana, tem maior teor de fibras insolúveis e sabor mais acentuado. Indicamos usar a polpa.

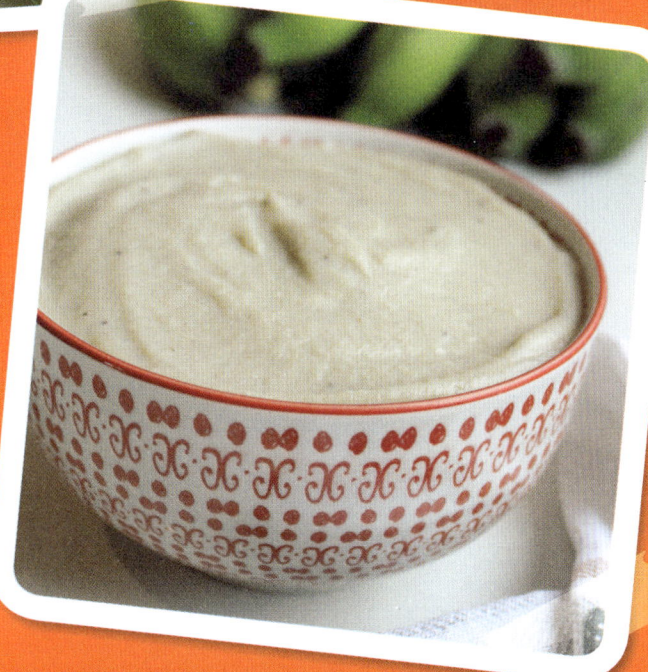

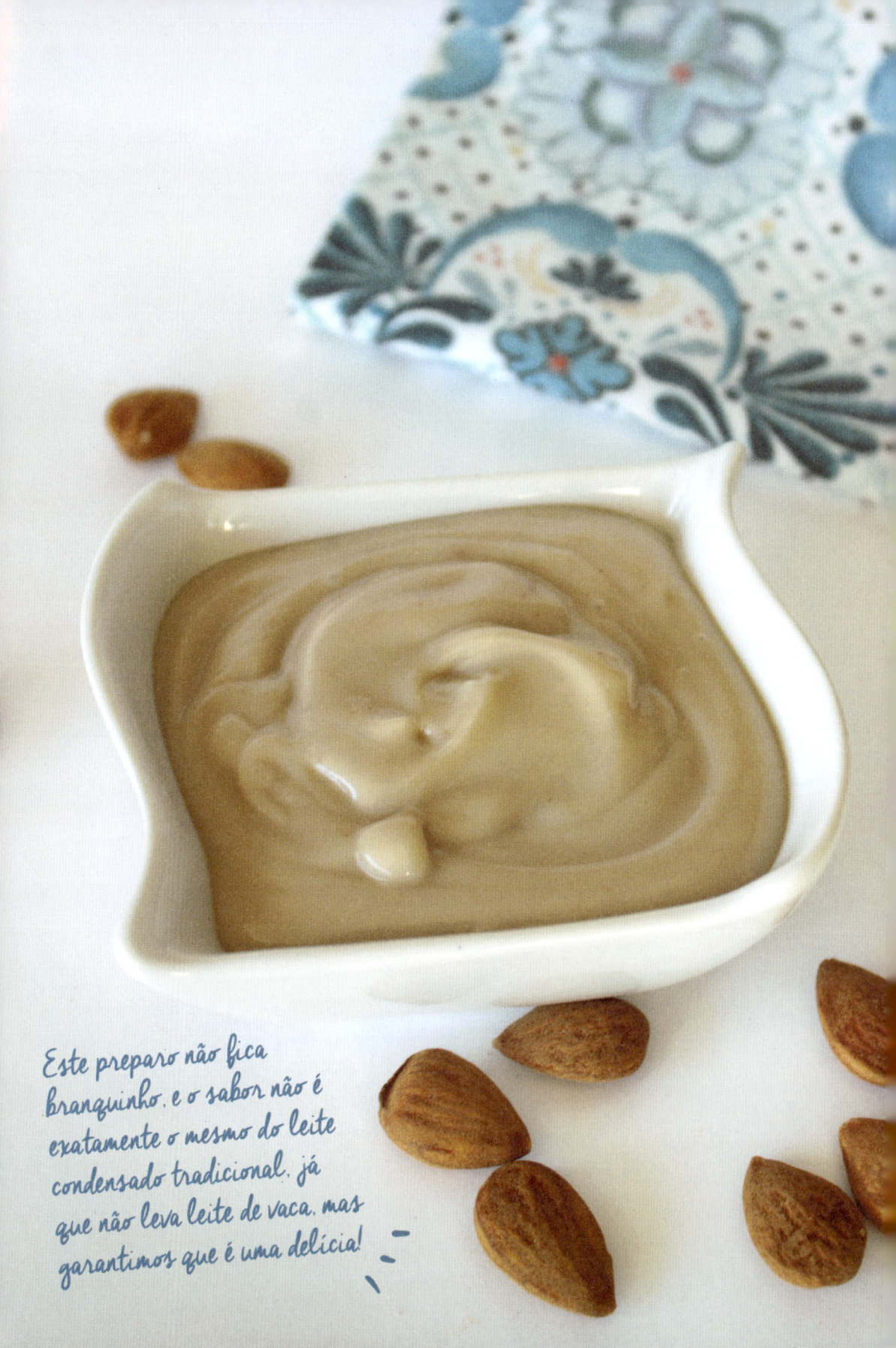

Este preparo não fica branquinho, e o sabor não é exatamente o mesmo do leite condensado tradicional, já que não leva leite de vaca, mas garantimos que é uma delícia!

Leite condensado de amêndoa

O leite condensado tradicional é doce *demais*! Já a nossa receita leva menos açúcar, mas o suficiente para deixar seus preparos incríveis! Além disso, não é feita com leite de vaca, sendo uma opção para veganos e alérgicos à proteína do leite.

Tempo: 40 min
Rende: 1 xícara

Ingredientes

1 L de leite de amêndoa caseiro (p. 29)
160 g de açúcar demerara

Preparo

1. Em uma panela grande, misture o leite e o açúcar e leve ao fogo médio por cerca de 40 minutos, ou até engrossar.

2. Mexa o leite com vigor constantemente para não ferver e derramar, sempre passando a espátula no fundo da panela para não grudar.

3. Quando perceber que ele está com a consistência parecida com a do leite condensado industrializado, retire do fogo, espere esfriar e leve à geladeira.

> Quanto mais o leite condensado esfriar, mais encorpado vai ficar. Para deixá-lo mais aveludado e brilhante, depois de frio, bata por alguns minutos na batedeira ou com um batedor de arame.

> Se preferir usar leite industrializado, certifique-se de que contenha somente amêndoa e água!

Manteiga ghee

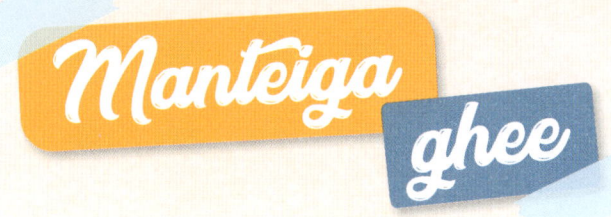

O preparo da manteiga ghee é feito a partir da manteiga tradicional. Ao ser aquecida, esta derrete e forma-se uma espuma na superfície, que é a parte proteica (caseína) da manteiga. O líquido amarelo é a gordura e, no fundo da panela, depositam-se os sólidos (como a lactose). Ao retirar a espuma e os sólidos, temos a ghee, com sabor e aroma maravilhosos, boa digestibilidade e ótima opção de gordura para cozinhar.

Tempo: 15 min
Rende: 140 g

Ingredientes

200 g de manteiga sem sal cortada em pedaços

Preparo

1. Em uma panela, derreta a manteiga em fogo baixo.

2. Ferva por alguns minutos, até que se formem cristais de lactose no fundo da panela.

3. Com uma escumadeira ou colher grande, retire a espuma que se formará na superfície.

4. Retire a manteiga do fogo.

5. Passe a manteiga derretida lentamente por uma peneira fina, virando a panela com cuidado, para que a lactose permaneça na panela. Espere esfriar.

6. Leve a manteiga à geladeira até encorpar.

7. Armazene em temperatura ambiente.

A manteiga ghee, ou clarificada, é muito utilizada na medicina Ayurveda e na cultura indiana. É fonte de vitamina A e ácidos graxos, que conferem propriedades interessantes ao intestino, como ação anti-inflamatória, redução da proliferação de bactérias e leveduras, aumento do hormônio da saciedade e redução da resistência à insulina.

Mesmo retirando a espuma, a manteiga ghee caseira pode conter traços da proteína do leite, não sendo recomendada para alérgicos a essa proteína.

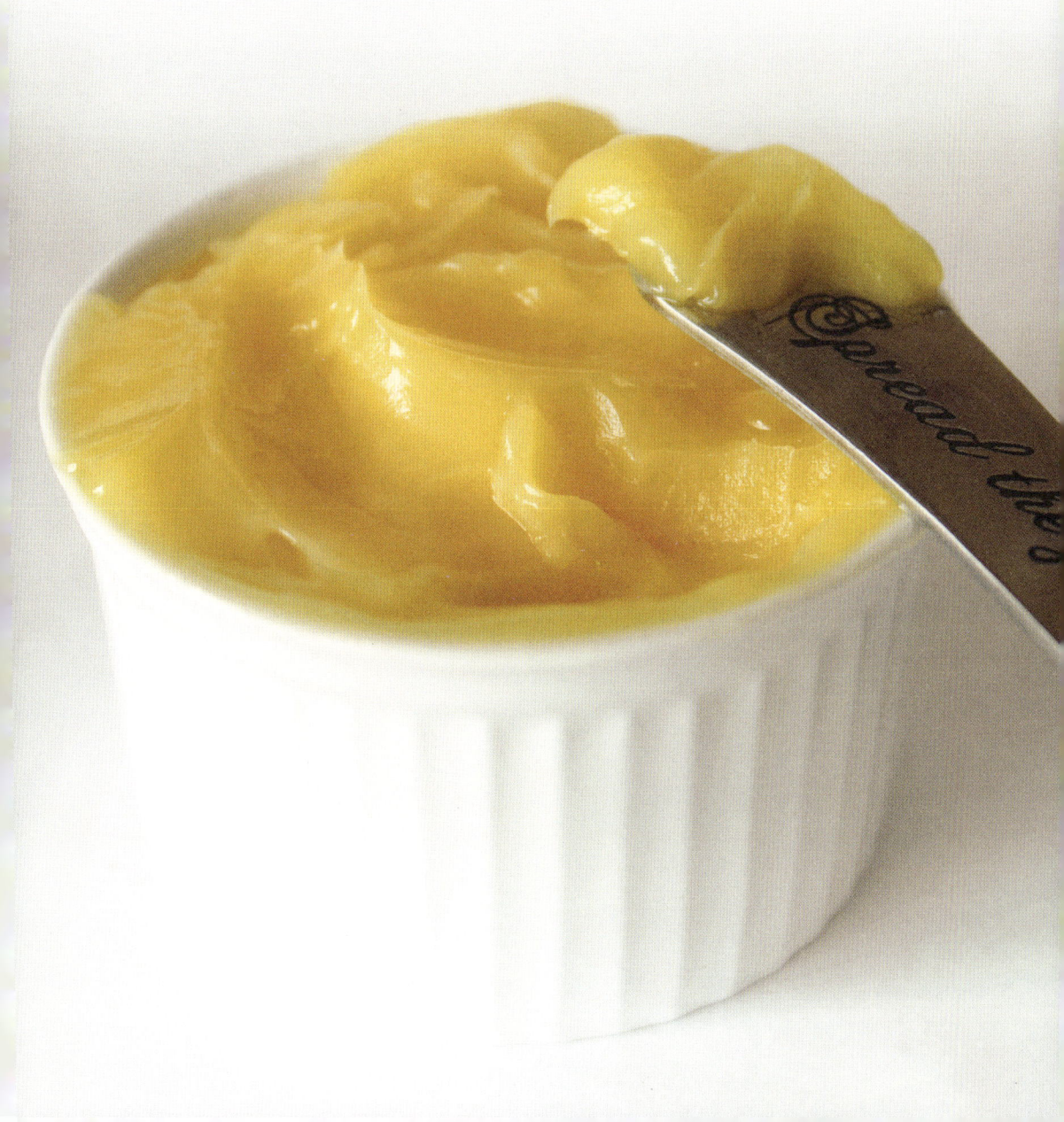

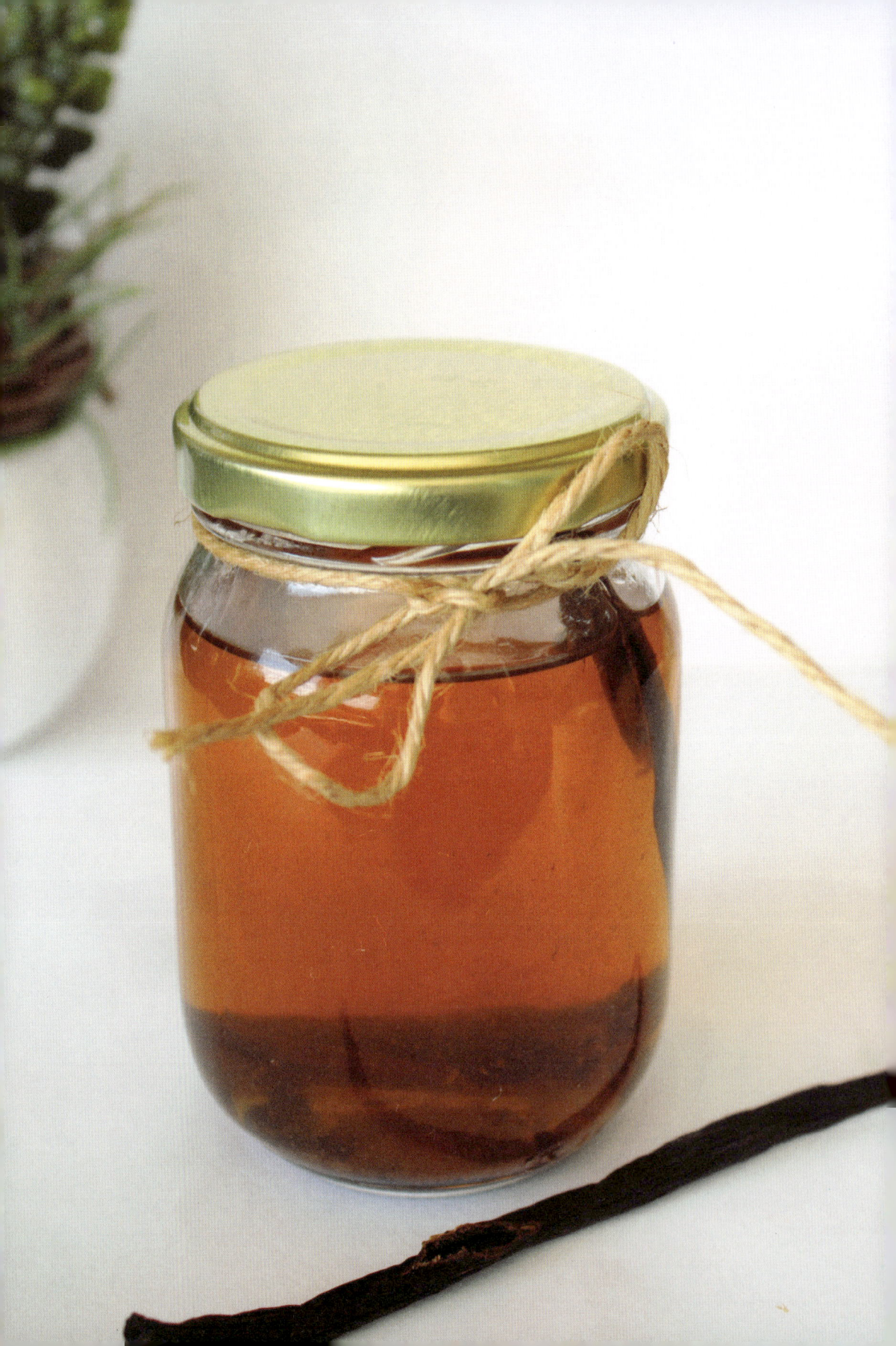

Extrato de baunilha

A essência de baunilha, encontrada no mercado, não é feita com baunilha de verdade, portanto não tem suas propriedades nutricionais, além de ter um sabor artificial. Produzir seu próprio extrato é simples, e você sentirá o verdadeiro sabor da baunilha!

Tempo: 5 min + 2 meses de maturação

Rende: 200 ml

Ingredientes

2 favas de baunilha
200 ml de vodca

Preparo

1. Corte as favas na horizontal, retire as sementes da baunilha (pontinhos pretos) de dentro delas e reserve.

2. Coloque as sementes e as favas em um pote de vidro esterilizado com tampa.

3. Encha o vidro com a vodca até cobrir as favas.

4. Feche o vidro e guarde em um local escuro e arejado por, no mínimo, 2 meses.

5. Agite o vidro ocasionalmente durante o período de descanso.

6. Depois do tempo de maturação, coe o extrato sobre uma tigela, separando o líquido das favas, e armazene o líquido em um pote de vidro esterilizado.

Clássicos

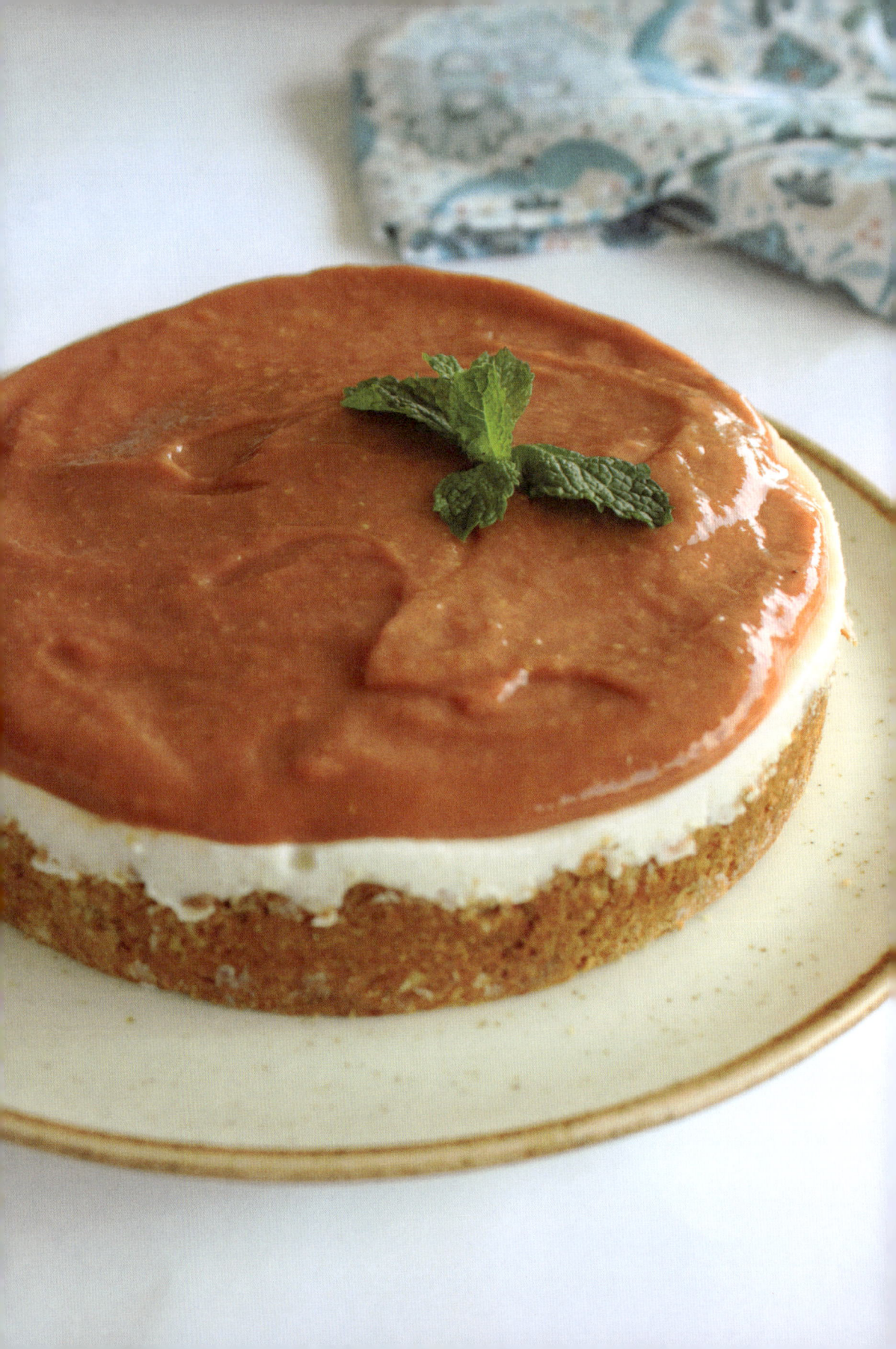

Cheesecake romeu e julieta

Tempo: 1h30 + 3 h para resfriar
Rende: 6 porções

Ingredientes

Leia mais sobre aveia e glúten (p. 154).

Base
½ xícara de aveia em flocos
¼ de xícara de amêndoa
3 tâmaras medjool
Óleo de coco ou manteiga para untar

Recheio
½ a 1 sachê (6 a 12 g) de gelatina incolor sem sabor
4 colheres (sopa) de água
220 g de ricota
2 colheres (sopa) de sumo de limão
1 pote (170 g) de iogurte natural integral
2 colheres (sopa) de leite em pó (opcional)
¼ de xícara de açúcar demerara

Geleia
130 g de maçã sem casca e sem sementes
2 xícaras de água
Sumo de 1 limão-tahiti
800 g de polpa de goiaba vermelha madura (aproximadamente 7 goiabas descascadas e sem sementes)
½ xícara de açúcar demerara

Preparo

Base

1. Preaqueça o forno a 180 °C.

2. Bata todos os ingredientes da base no processador até ficar com a consistência de uma farofa úmida.

3. Unte uma fôrma de fundo removível de 15 centímetros de diâmetro.

4. Despeje a farofa na fôrma untada e aperte bem até que cubra todo o fundo de maneira uniforme.

5. Leve a fôrma ao forno e asse por 30 minutos, ou até dourar.

6. Depois de assada, retire do forno e deixe esfriar sem desenformar. Reserve.

Recheio

1. Em um recipiente de vidro, dissolva a gelatina na água.

2. Leve o recipiente ao micro-ondas por 10 segundos, para derreter a gelatina.

3. Bata no liquidificador todos os ingredientes do recheio, incluindo a gelatina já derretida. A quantidade de gelatina incolor vai depender de como você prefere o recheio, mais firme ou menos firme.

4. Despeje o recheio sobre a base e leve à geladeira por, pelo menos, 3 horas.

Geleia

1. No liquidificador, bata a maçã e a água, formando um creme.

2. Em uma panela, junte o creme aos demais ingredientes e cozinhe em fogo médio-baixo, mexendo constantemente, até apurar bem e as goiabas desmancharem.

3. Desligue o fogo e espere esfriar um pouco.

4. Bata no liquidificador, em alta velocidade, para obter uma textura bem cremosa.

5. Passe a geleia por uma peneira para retirar as sementes.

6. Cubra o cheesecake com a geleia e volte à geladeira até a hora de servir.

Torta de limão desconstruída

Tempo: 35 min
Rende: 5 porções

Leia mais sobre aveia e glúten (p. 154).

Ingredientes

Massa
1 xícara de farinha de aveia
¼ de xícara de farinha de amêndoa
4 colheres (sopa) de fécula de batata
1 ovo
¼ de xícara de açúcar demerara
40 g de manteiga gelada

Creme
½ xícara de água morna
1 ½ xícara de leite em pó
5 colheres (sopa) de açúcar demerara
3 colheres (sopa) de creme de leite fresco
1 limão (todo o sumo + raspas da casca)

Merengue suíço
⅔ de xícara de açúcar demerara
3 claras
Raspas da casca de 1 limão

Preparo

Massa

1. Preaqueça o forno a 180 °C.

2. Em uma tigela, coloque todos os ingredientes e, com a ponta dos dedos, misture e amasse até virar uma massa lisa e modelável.

3. Com um rolo, abra a massa sobre uma superfície limpa e lisa, deixando-a com cerca de 3 milímetros de espessura.

4. Coloque a massa em uma assadeira e leve ao forno por cerca de 25 minutos, ou até dourar e ficar sequinha.

5. Depois de fria, quebre a massa com as mãos em pedaços de tamanho e formato irregulares.

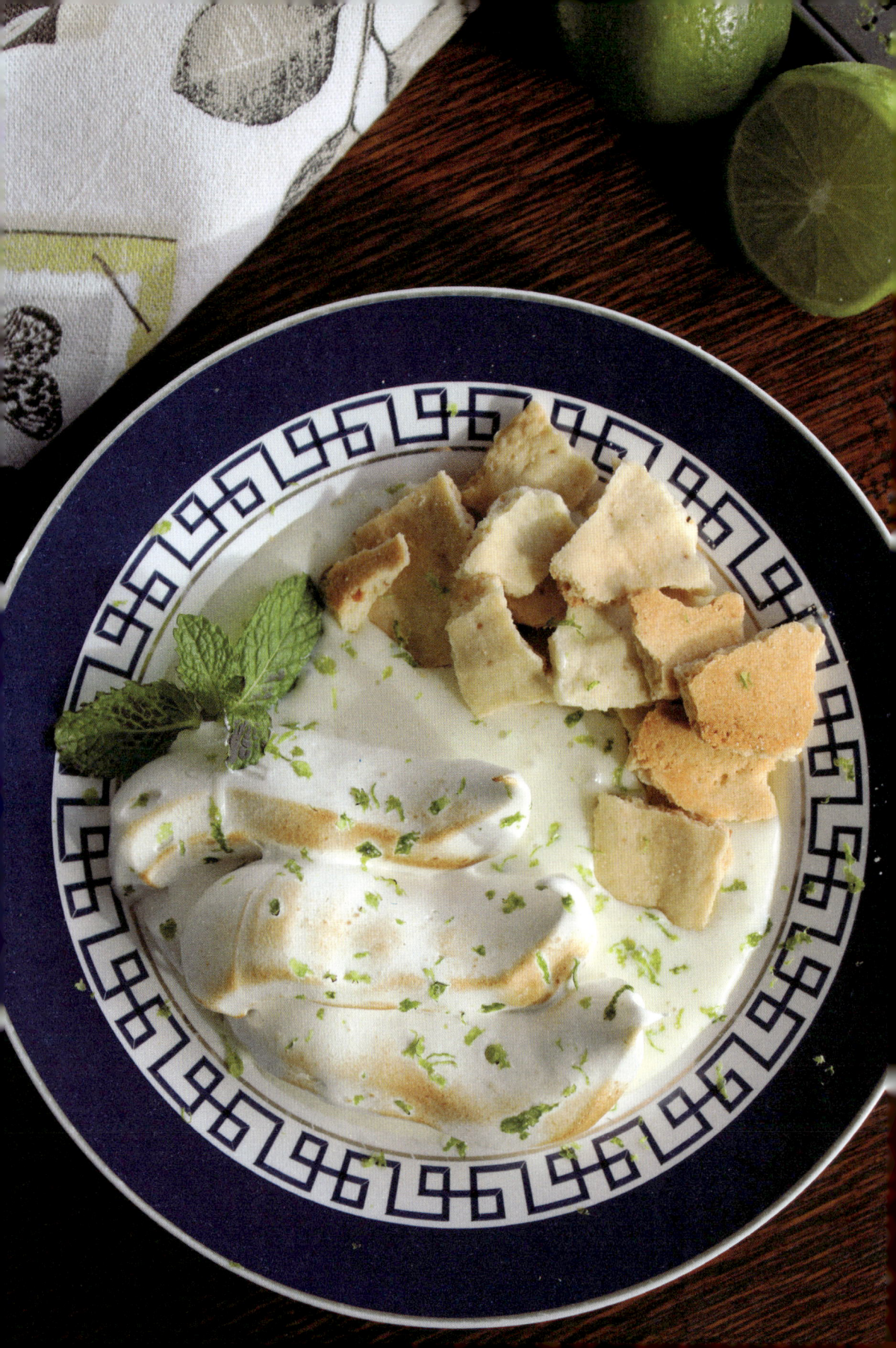

Creme

1. No liquidificador, bata a água, o leite em pó e o açúcar.

2. Acrescente o creme de leite e o limão e bata rapidamente.

3. Leve à geladeira.

Merengue

1. No liquidificador, bata o açúcar até que forme um pó bem fino.

2. Aqueça as claras e o açúcar em banho-maria (p. 154), mexendo sem parar, por cerca de 1 minuto. Não deixe as claras ficarem mais de 1 minuto no fogo para evitar que cozinhem.

3. Na batedeira, em velocidade máxima, bata as claras por cerca de 3 minutos, ou até que se formem picos firmes. Cuidado para não bater demais, senão o resultado é um merengue quebradiço.

Montagem

1. Acrescente um pouco do creme no prato em que você vai servir a sobremesa.

2. Coloque pedaços da massa e um pouco do merengue sobre o creme.

3. Para dar o efeito dourado no merengue, use um maçarico.

4. Polvilhe as raspas da casca do limão.

É possível fazer o merengue com adoçante, mas não ficará tão aveludado. Nesse caso, para ajudar a dar esse efeito, acrescente 1 colher (sopa) de cremor de tártaro.

Irmãos na Cozinha

Petit gâteau

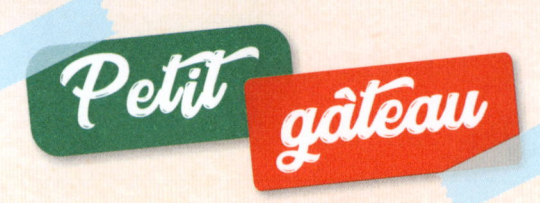

Tempo: 20 min
Rende: 4 porções

Ingredientes

100 g de chocolate 70% cacau
1 colher (sopa) de manteiga ghee (p. 36) ou manteiga tradicional em temperatura ambiente + um pouco para untar
2 gemas
1 clara
1 colher (sopa) de açúcar mascavo
1 colher (chá) de extrato de baunilha (p. 39)
1 colher (sopa) de farinha de amêndoa
2 colheres (chá) de farinha de arroz
Cacau em pó para polvilhar

Preparo

1. Preaqueça o forno a 250 °C.

2. Em uma tigela de vidro, leve o chocolate e a manteiga para derreter em banho-maria ou no micro-ondas (p. 154). Reserve.

3. Em outra tigela, coloque as gemas, a clara e o açúcar e misture bem com um batedor de arame.

4. Acrescente o extrato de baunilha e as farinhas e mexa até misturar bem.

5. Junte essa mistura com o chocolate derretido e, com uma espátula, mexa bem até que forme um creme homogêneo.

6. Unte forminhas de silicone para cupcake com manteiga e polvilhe cacau em pó. Despeje a massa nas forminhas untadas.

7. Diminua a temperatura do forno para 220 °C, leve as forminhas ao forno e asse por 6 minutos.

8. Retire do forno e espere 1 minuto para desenformar.

9. Polvilhe cacau em pó e sirva.

Você pode assar primeiro apenas 1 unidade para testar o tempo exato que o petit gâteau leva para ficar pronto no seu forno. É importante que ele fique firme por fora, mas que, ao partir, o interior ainda esteja cremoso e escorra.

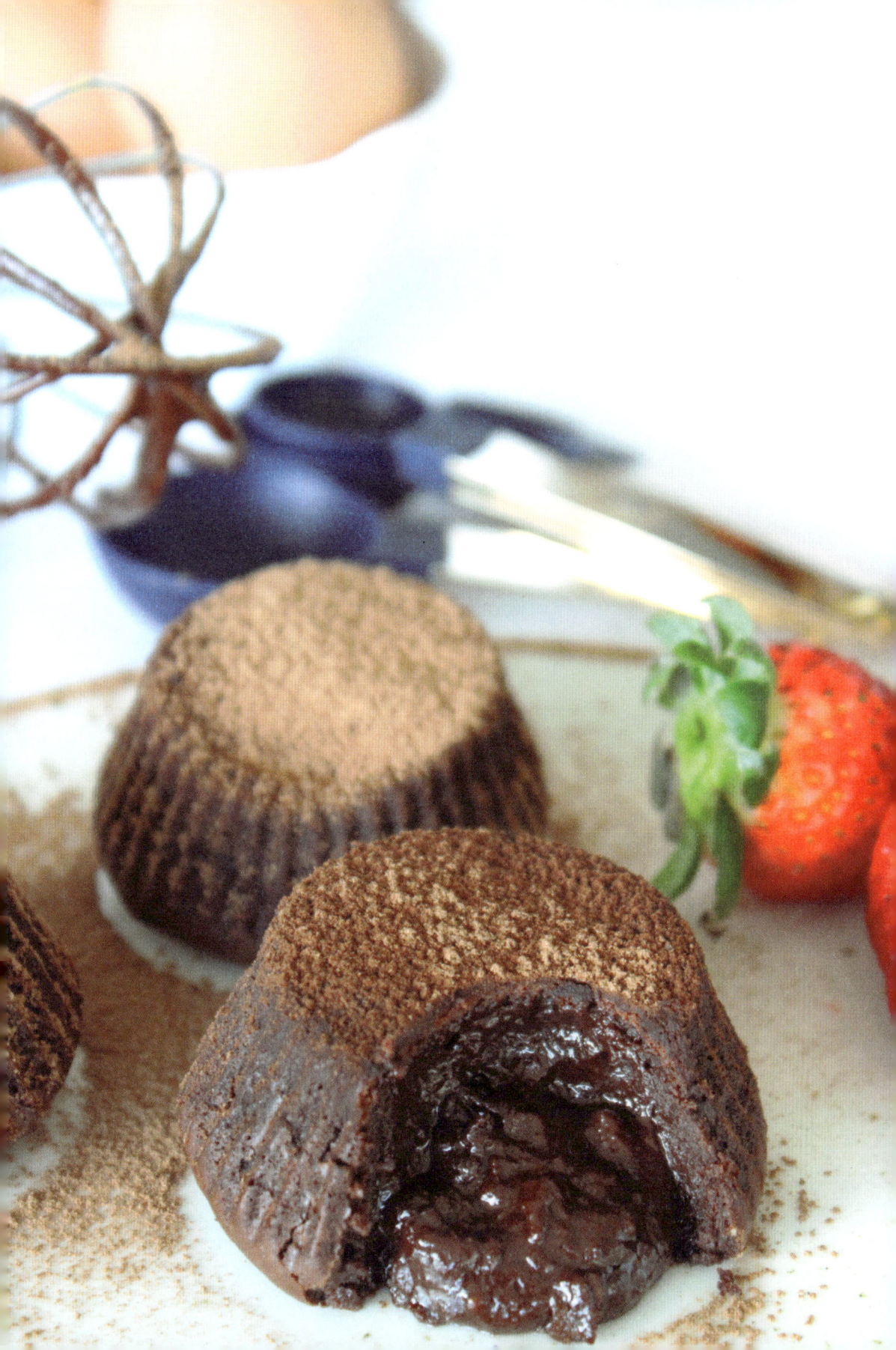

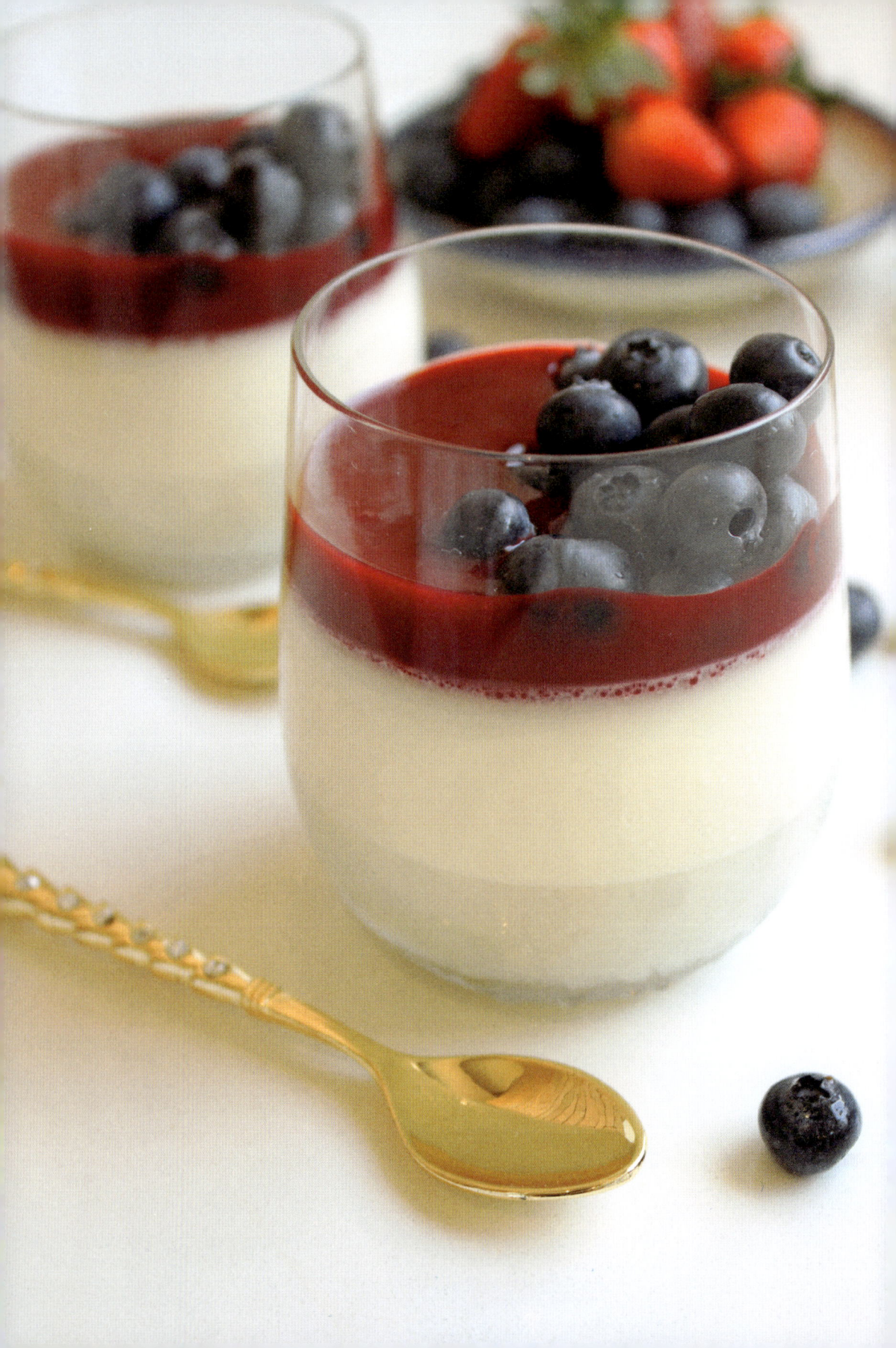

Panna cotta

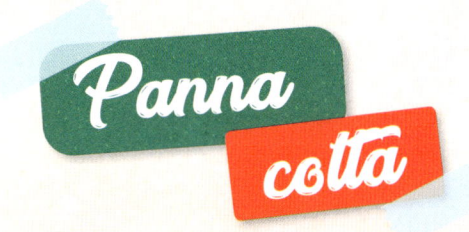

Tempo: 20 min
Rende: 5 porções

Ingredientes

Creme
1 envelope (12 g) de gelatina incolor sem sabor
3 colheres (sopa) de água quente
500 ml de creme de leite fresco
250 ml de leite semidesnatado ou integral
½ xícara de açúcar demerara
Sementes de 1 fava de baunilha ou ½ colher (sopa) de extrato de baunilha (p. 39)

Calda
100 g de frutas vermelhas (frescas, congeladas ou em polpa)
½ xícara de água
¼ de xícara de açúcar demerara
Frutas vermelhas frescas para decorar

Preparo

Creme
1. Em uma tigela, dissolva a gelatina na água quente.
2. Em uma panela, coloque a gelatina junto com os demais ingredientes do creme.
3. Leve ao fogo médio e mexa com uma espátula até que fique bem quente, mas tire do fogo antes que o creme ferva.
4. Coloque em taças, espere esfriar e leve à geladeira até que fique firme.

Calda
1. Coloque os ingredientes em uma panela pequena, leve ao fogo médio e mexa até encorpar.
2. Despeje sobre o creme já gelado.
3. Decore com frutas vermelhas frescas inteiras ou em pedaços para deixar ainda mais charmosa!

Para uma receita sem açúcar, utilize 1/3 de xícara de maçã em pó ou de xilitol.

Ser saudável é uma delícia
55 receitas doces

Torta de maçã

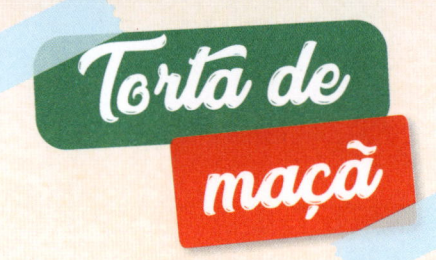

Tempo: 1 h
Rende: 8 porções

Leia mais sobre aveia e glúten (p. 154).

Ingredientes

Massa
60 g de manteiga
½ xícara de farinha de amêndoa
½ xícara de farinha de arroz integral
1 xícara de farelo de aveia
3 colheres (sopa) de açúcar demerara
1 ovo

Recheio
6 maçãs fuji descascadas e sem o miolo cortadas em cubos
¼ de xícara de água
1 colher (chá) de canela em pó

Decoração
2 maçãs fuji sem o miolo cortadas ao meio
Canela para polvilhar
1 colher (sopa) de açúcar mascavo (opcional)

Preparo

Massa

1. Preaqueça o forno a 180 °C.

2. Em uma tigela, misture com as mãos todos os ingredientes até virar uma massa homogênea.

3. Forre uma fôrma de aro removível com a massa.

4. Asse por cerca de 20 minutos.

Recheio

1. Coloque as maçãs em uma panela com a água e cozinhe.

2. Coloque as maçãs cozidas em uma tigela, acrescente a canela em pó e bata com um mixer até atingir a consistência de purê.

3. Cubra a massa assada com o recheio.

Decoração

1. Mantenha o forno aquecido.

2. Fatie as metades das maçãs em meias-luas, na lâmina fina do mandolin.

3. Distribua as fatias de maçã por cima acomodando-as, lado a lado, com a parte do miolo ligeiramente enterrada no recheio e formando uma espiral de fora para dentro. Polvilhe com a canela.

4. Se desejar uma cobertura caramelizada, misture o açúcar mascavo à canela.

5. Leve ao forno por cerca de 20 minutos, ou até que doure.

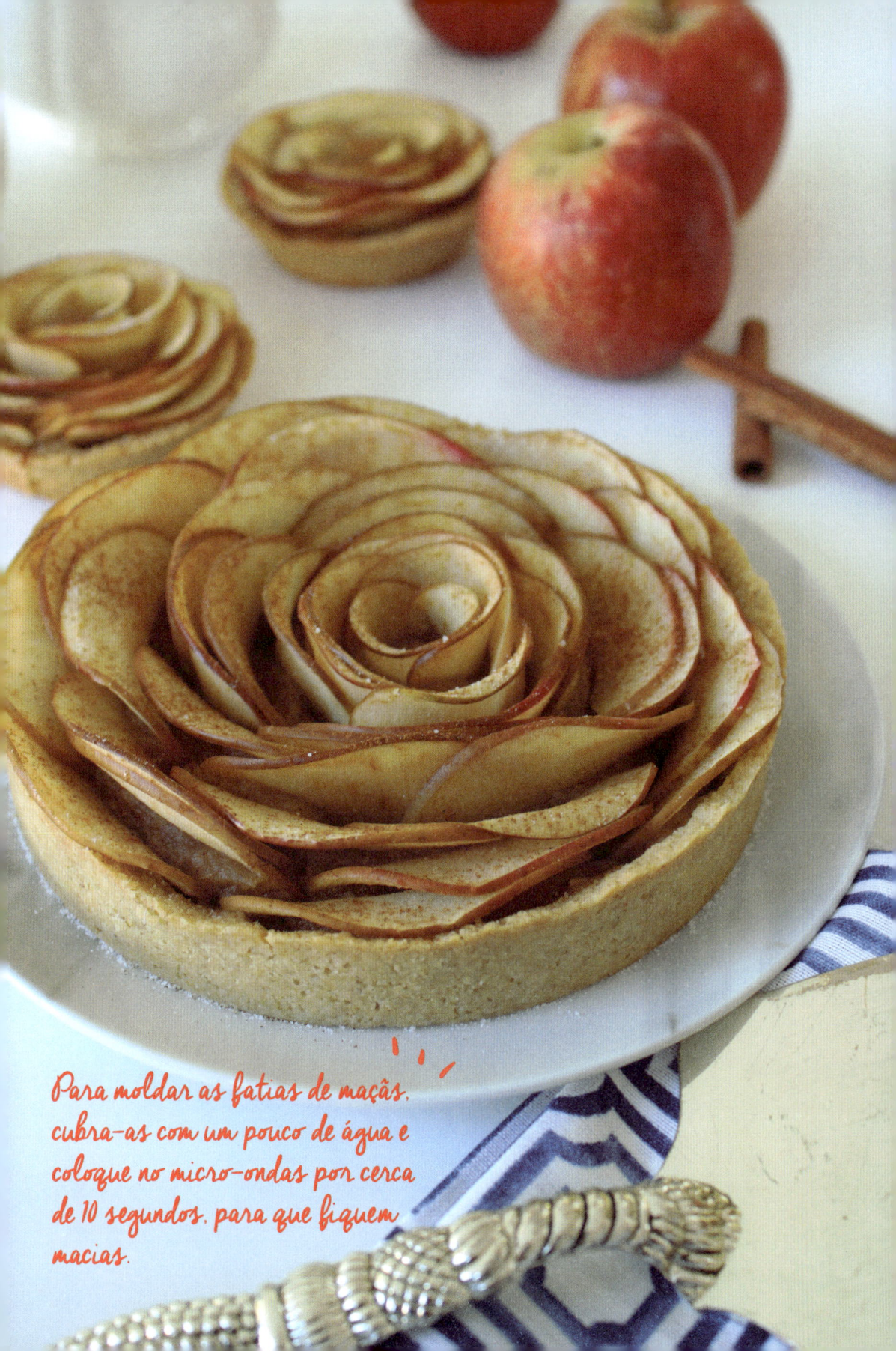

Para moldar as fatias de maçãs, cubra-as com um pouco de água e coloque no micro-ondas por cerca de 10 segundos, para que fiquem macias.

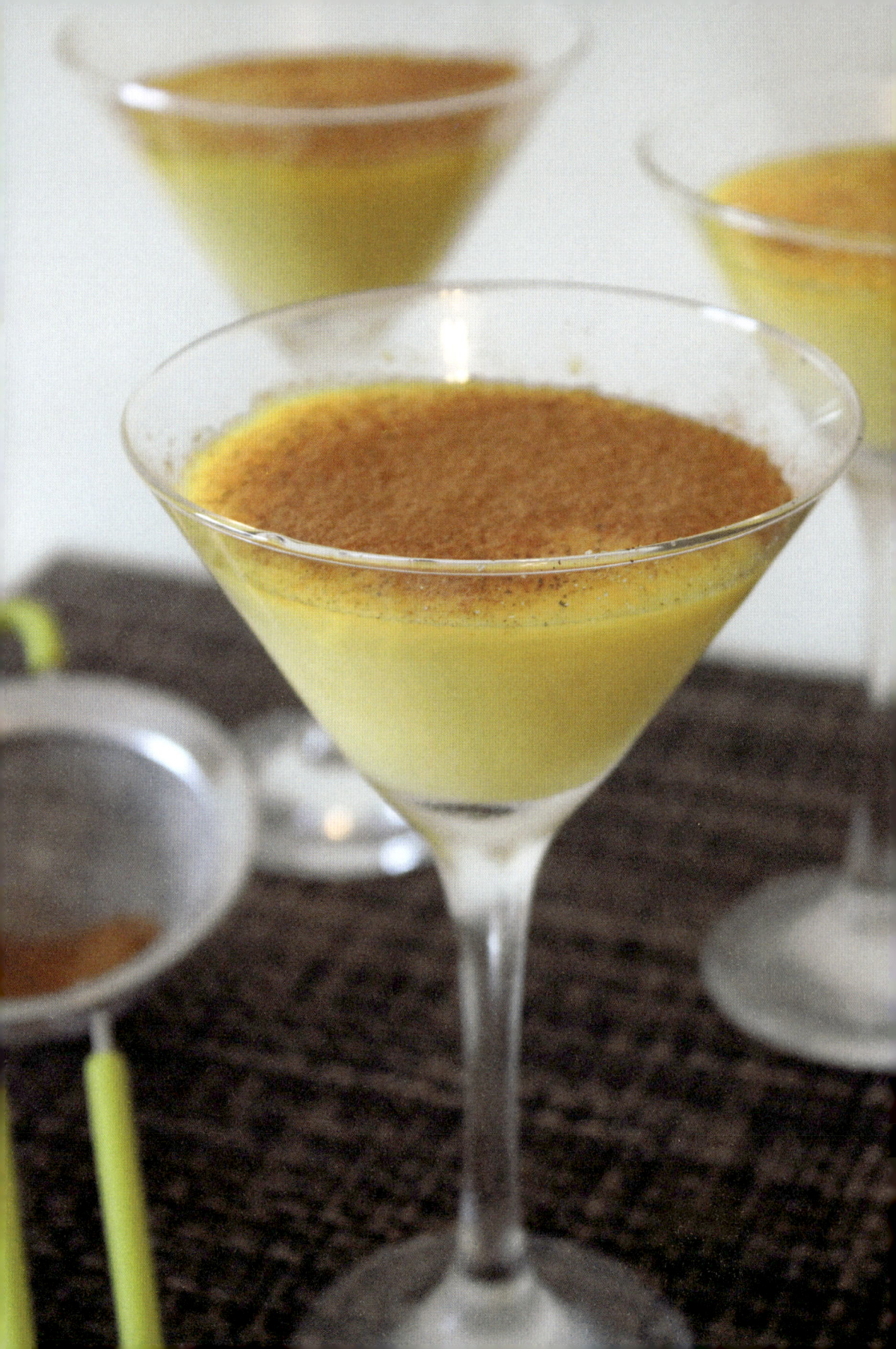

Curau

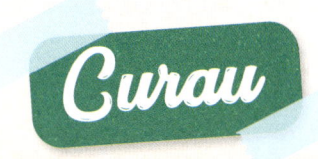

Tempo: 40 min
Rende: 8 porções

Ingredientes

5 espigas de milho
2 xícaras de leite
1 xícara de açúcar demerara
1 pitada de sal
Canela em pó para polvilhar

Preparo

1. Debulhe as espigas, leve o milho ao liquidificador e bata com 1 xícara de leite.
2. Coe em uma peneira, espremendo bem para extrair todo o creme. Descarte o bagaço que sobrar.
3. Despeje o creme em uma panela e junte o leite restante, o açúcar e o sal.
4. Cozinhe em fogo médio por aproximadamente 30 minutos, mexendo sempre com uma espátula.
5. Coloque em 8 taças ou em uma travessa grande e polvilhe a canela em pó.

Esta receita tem uma fonte de carboidrato e fibras (milho), uma fonte de proteína (leite) e uma excelente fonte de antioxidantes (canela). Se for consumida sem exagero, pode ser considerada uma opção de doce muito nutritiva.

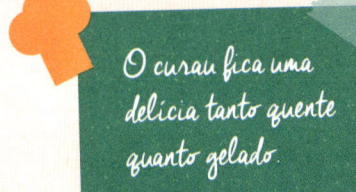

O curau fica uma delícia tanto quente quanto gelado.

Para opção vegana do doce, pode substituir o leite por leite de coco (p. 30) ou água.

Ser saudável é uma delícia
55 receitas doces

Doce de abóbora com coco

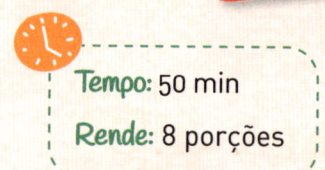

Tempo: 50 min
Rende: 8 porções

Ingredientes

1,5 kg de abóbora seca (de pescoço) sem casca e cortada em cubos
½ colher (sopa) de cravo
¾ de xícara de açúcar demerara
¼ de xícara de xilitol
½ xícara de coco fresco ralado

Preparo

1. Em uma panela, coloque a abóbora e os cravos e cozinhe em fogo médio por 20 minutos, mexendo de vez em quando até ela ficar bem mole, fácil de amassar. Se o fundo secar, acrescente um pouco de água.
2. Adicione o açúcar e o xilitol.
3. Retire a panela do fogo e, com um espremedor de batata ou uma espátula, amasse a abóbora até desmanchar.
4. Volte a panela ao fogo e cozinhe por mais 25 minutos, até chegar no ponto macio de doce.
5. Retire do fogo. Acrescente o coco e misture.
6. Depois que o doce estiver frio, coloque em um recipiente grande de vidro e conserve na geladeira.

> Ao combinar o açúcar e o xilitol, é possível reduzir a quantidade de açúcar sem comprometer o sabor. Se, no entanto, você não quiser usar o xilitol, pode aumentar a quantidade de açúcar demerara acrescentando mais 1/4 de xícara.

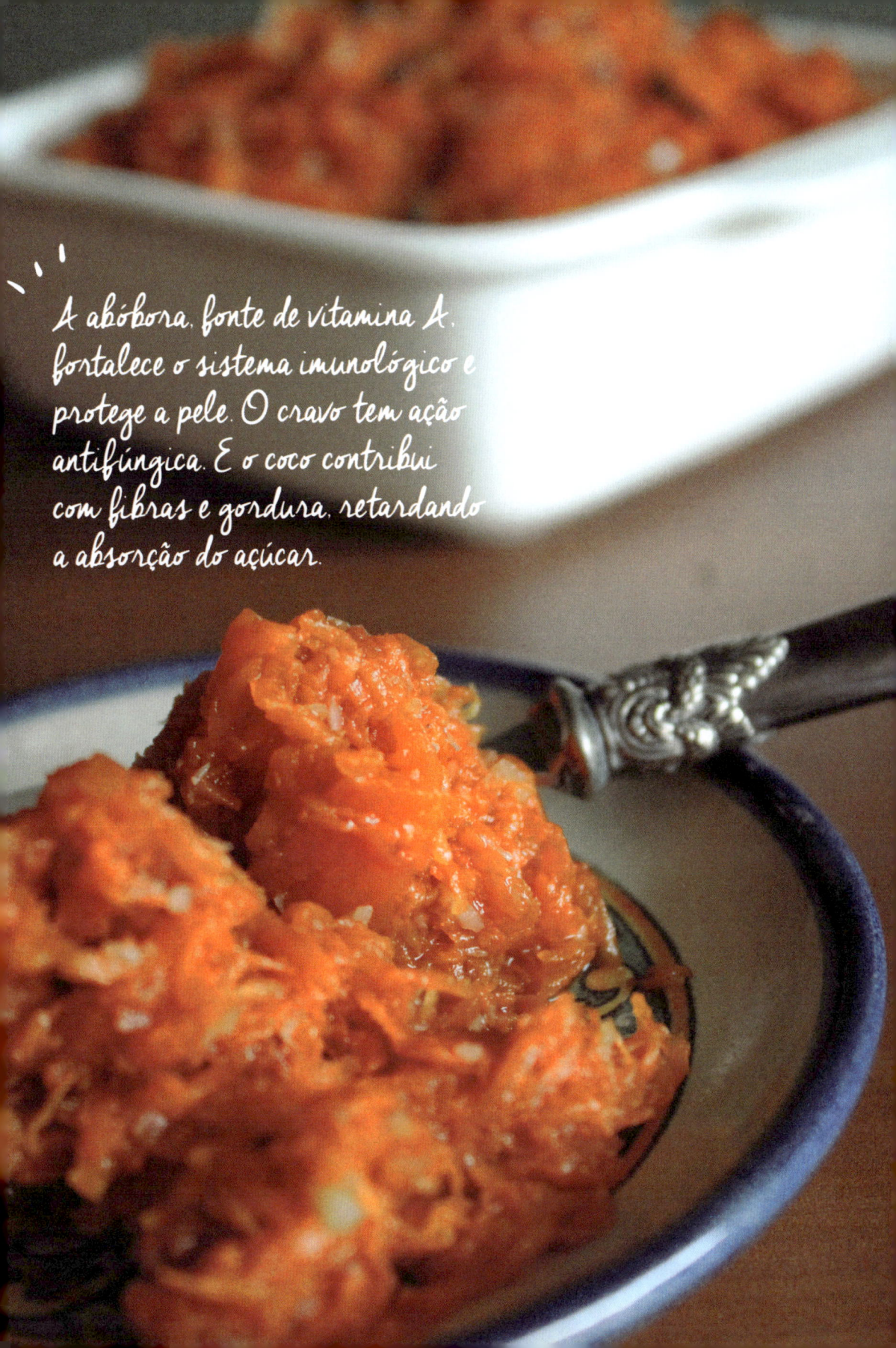

A abóbora, fonte de vitamina A, fortalece o sistema imunológico e protege a pele. O cravo tem ação antifúngica. E o coco contribui com fibras e gordura, retardando a absorção do açúcar.

Doce de leite

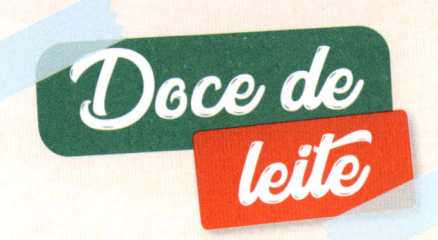

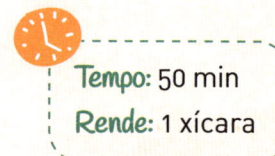

Tempo: 50 min
Rende: 1 xícara

Ingredientes

1 L de leite de amêndoa (p. 29)
80 g de açúcar demerara
80 g de açúcar de coco

Preparo

1. Aqueça o leite e reserve.

2. No liquidificador, bata o açúcar demerara até que forme um pó bem fino.

3. Em uma panela, em fogo médio, derreta totalmente o açúcar demerara e o de coco, mexendo constantemente com uma espátula.

4. Acrescente o leite de amêndoa. Nesse momento, parte do açúcar pode endurecer, mas não se preocupe, ele vai derreter novamente.

5. Reduza o fogo e mexa por cerca de 40 minutos, ou até que fique cremoso e desgrude da panela.

6. Espere esfriar um pouco e armazene na geladeira. Ele ficará mais firme após gelar.

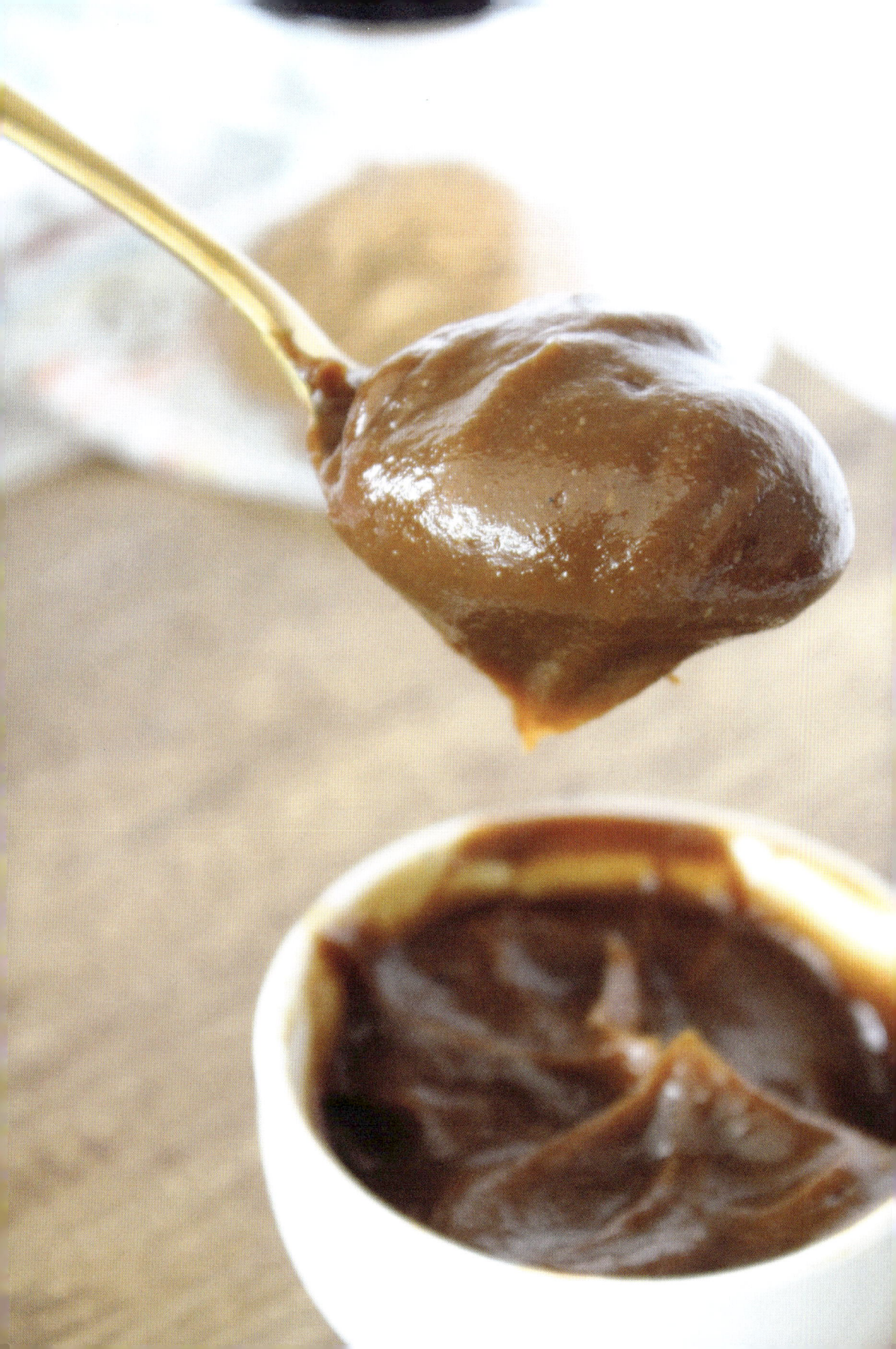

Frutas pra que te quero

Geleia de morango com maracujá

Tempo: 30 min
Rende: 280 gramas

Ingredientes

380 g de morango cortado em pedaços
1 maracujá
1 limão
3 colheres (sopa) de açúcar demerara
1 colher (sopa) de chia

Preparo

1. Em uma panela, coloque as frutas e o açúcar e deixe cozinhar em fogo médio-baixo por cerca de 30 minutos ou até atingir o ponto de geleia.

2. Acrescente a chia, deixe cozinhar por mais 2 minutos e desligue o fogo.

3. Coloque ainda quente em um recipiente de vidro, deixando um dedo de espaço da borda do vidro, tampe-o e vire de cabeça para baixo.

O processo de deixar um dedo de espaço no recipiente e virar de cabeça para baixo serve para fechar o recipiente a vácuo, prolongando a durabilidade da geleia fora da geladeira.

Para uma versão low carb, substitua o açúcar por adoçante. Acrescente aos poucos, até atingir o dulçor desejado. Porém, além de um sabor ligeiramente diferente, a geleia terá outra textura e menos brilho.

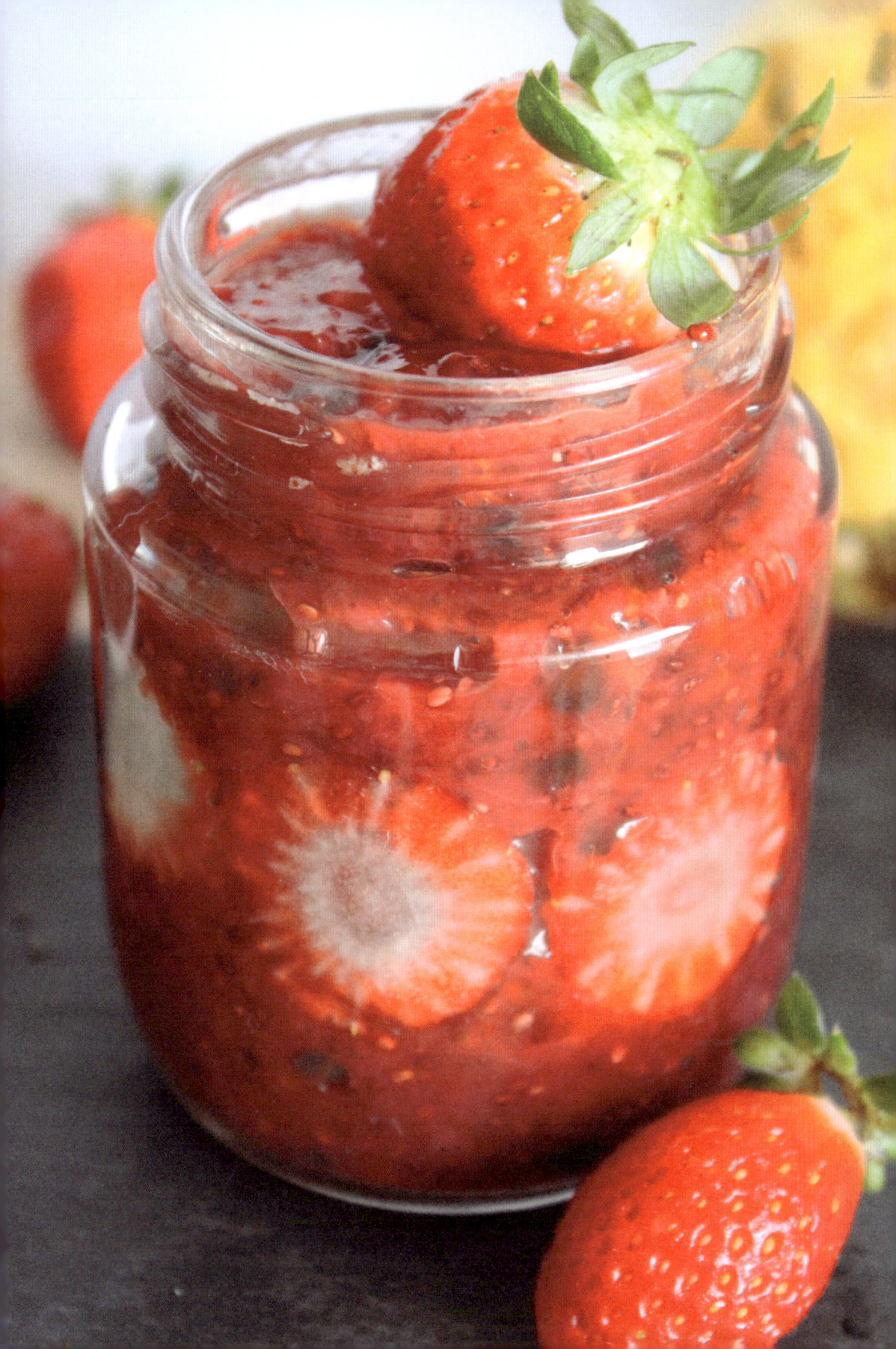

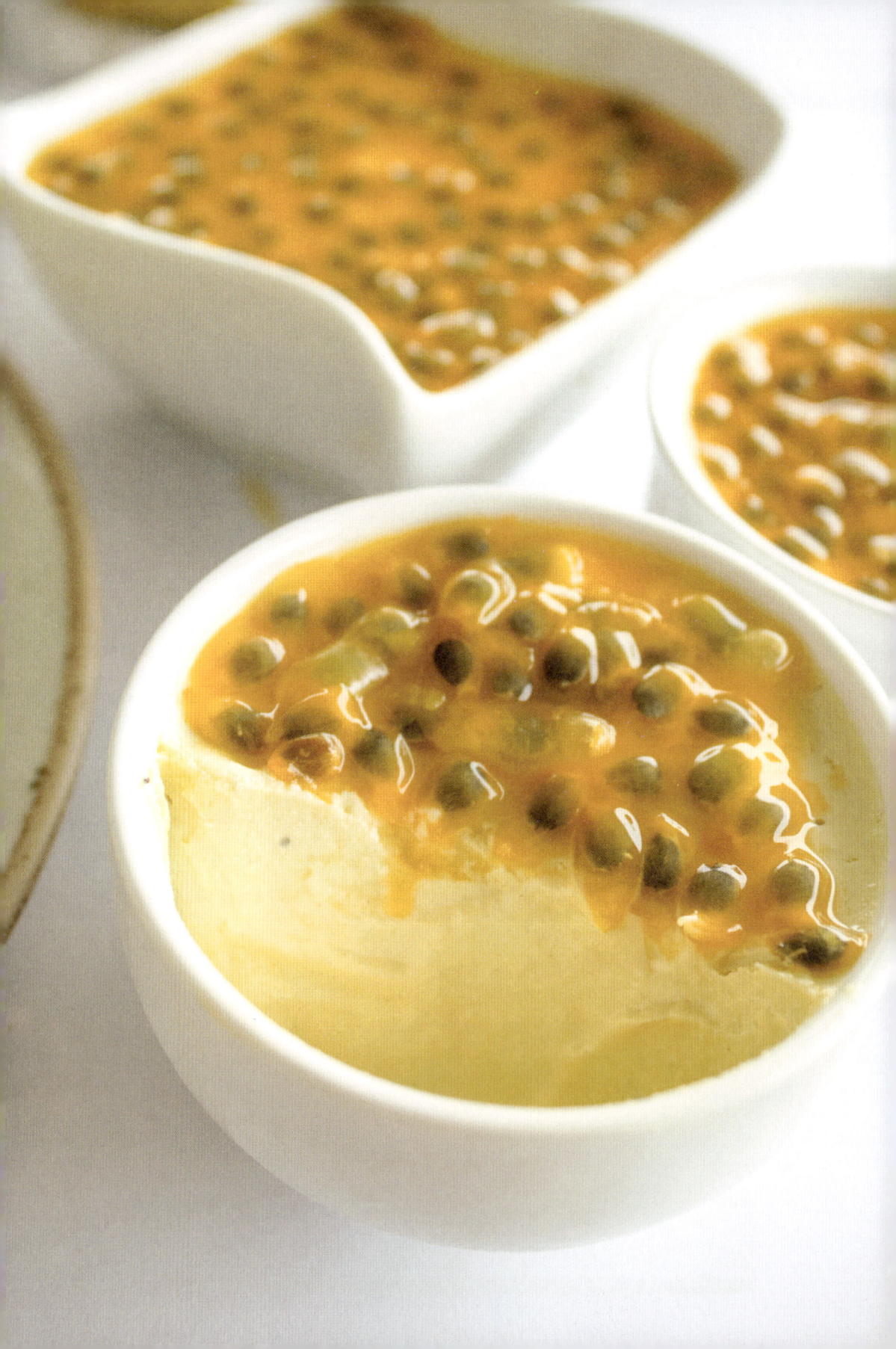

Mousse de maracujá

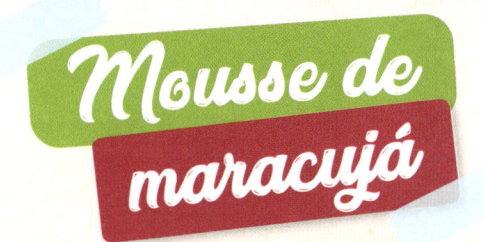

Ser saudável é uma delícia
55 receitas doces

Tempo: 4 h para demolho + 10 min + 16 h para resfriar

Rende: 5 porções

Ingredientes

1 xícara de castanha de caju crua
Água para o demolho
½ xícara de leite de coco (p. 30)
¼ de xícara de óleo de coco
6 maracujás grandes
4 colheres (sopa) de açúcar demerara

Para uma versão mais prática, substitua o suco caseiro por 100 g de polpa de maracujá congelada. Descongele a polpa e utilize-a na receita em estado líquido. Nesse caso, certifique-se de que tenha apenas maracujá como ingrediente da polpa.

Preparo

1. Coloque a castanha em uma tigela e cubra com água fria. Deixe de molho por, pelo menos, 4 horas.

2. Escorra e despreze a água do demolho.

3. No liquidificador, bata a polpa de 5 maracujás sem acrescentar água, para que forme um suco concentrado. Coe com uma peneira bem fina.

4. No liquidificador, bata a castanha hidratada com o leite e o óleo de coco, o suco de maracujá e o açúcar até obter um creme liso e uniforme.

5. Distribua em 5 potes e leve à geladeira por, pelo menos, 16 horas.

6. Decore com a polpa do maracujá que restou e sirva em seguida.

A polpa do maracujá é uma boa fonte de potássio e vitaminas A e C. O efeito calmante está presente mais nas folhas, que podem ser utilizadas no preparo de chás. Com a casca, é possível fazer a pectina, fibra utilizada em geleias.

Pudim de laranja

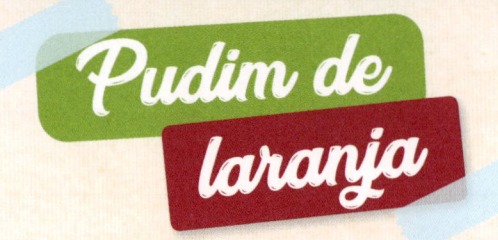

Tempo: 1h30 + 4 h para resfriar
Rende: 8 porções

Ingredientes

Calda
½ xícara de açúcar de coco
½ xícara de água quente

Pudim
1 envelope (12 g) de gelatina incolor e sem sabor
4 colheres (sopa) de água
1 ½ xícara de suco de laranja natural
6 ovos
1 xícara de açúcar demerara

Preparo

Calda

1. Em uma panela, aqueça o açúcar de coco.

2. Quando começar a derreter, acrescente a água e cozinhe, sem mexer, até atingir o ponto de calda.

3. Coloque no fundo de uma fôrma de pudim. Reserve.

Pudim

1. Preaqueça o forno a 180 °C.

2. Em um recipiente de vidro, dissolva a gelatina incolor na água.

3. Aqueça a mistura no micro-ondas por 10 segundos. Reserve.

4. Bata no liquidificador o suco de laranja, os ovos e o açúcar. Acrescente a gelatina e bata um pouco mais.

5. Despeje o creme na fôrma, por cima da calda.

6. Ponha a fôrma em uma assadeira em que sobre espaço ao redor de toda a fôrma. Leve ao forno e, com cuidado, encha a assadeira com água até que chegue, no mínimo, na metade da altura da fôrma. Asse por 1 hora.

7. Retire do forno, espere esfriar e desenforme o pudim.

8. Leve à geladeira por, pelo menos, 4 horas antes de servir.

É quando o pudim vai para a geladeira que a gelatina atua, deixando-o mais firme.

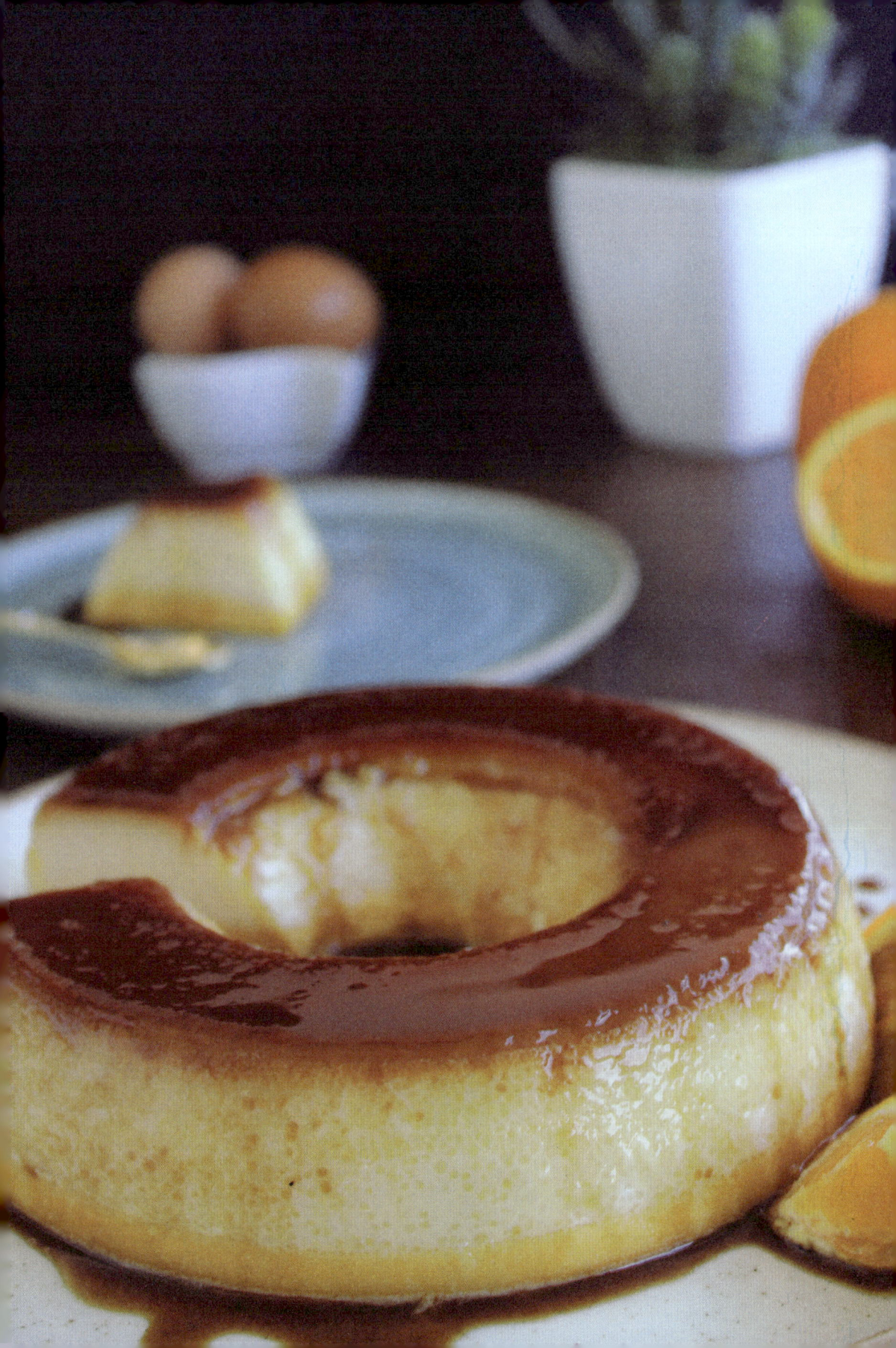

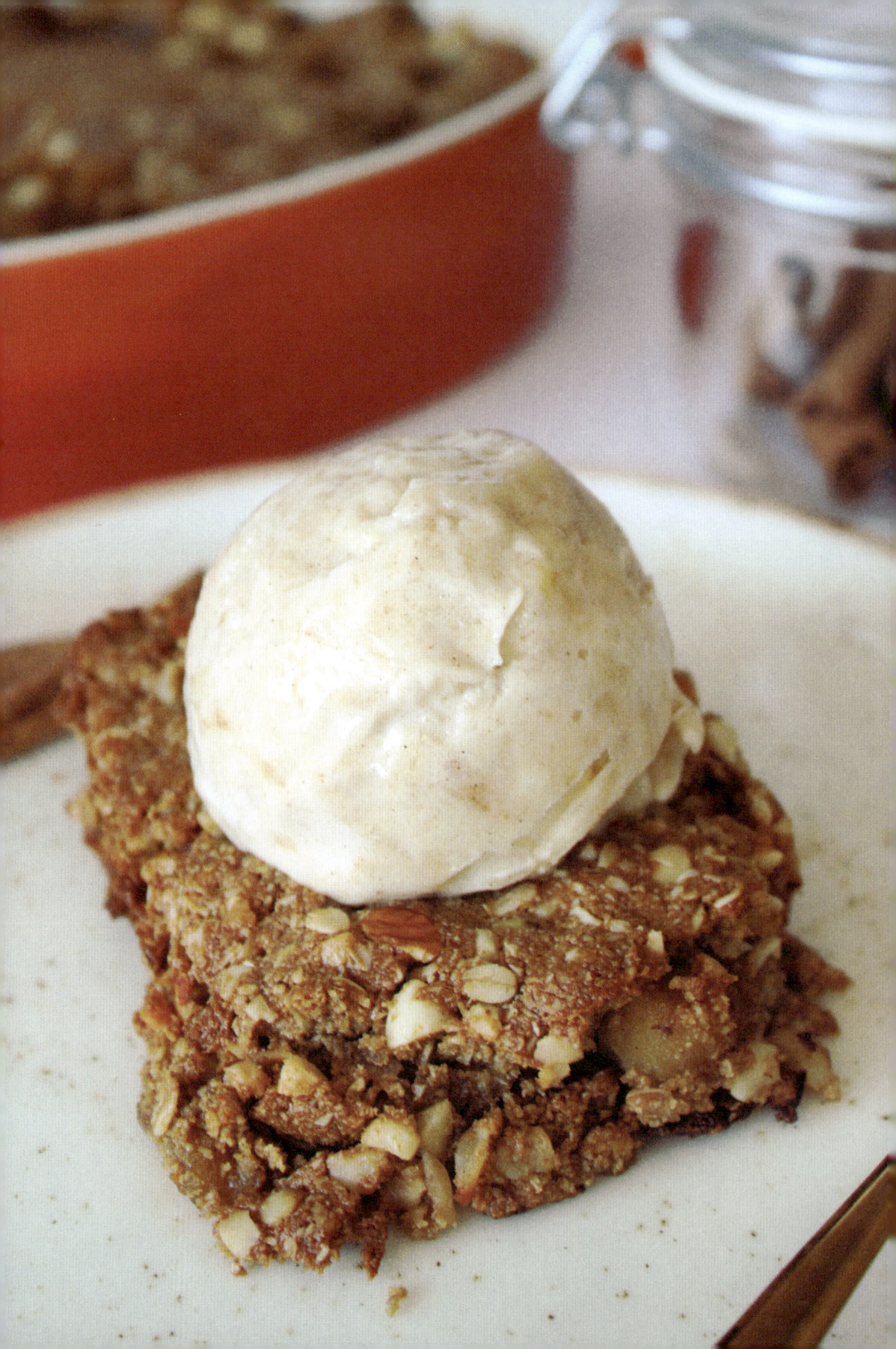

Crumble de maçã

Tempo: 1 h
Rende: 8 porções

Ingredientes

- 3 maçãs médias descascadas e picadas
- 3 colheres (sopa) de açúcar de coco
- ½ colher (chá) de canela em pó
- ¾ de xícara de farelo de aveia ou aveia em flocos batida no liquidificador
- ¾ de xícara de farinha de amêndoa
- 6 colheres (sopa) de melado de cana
- ¼ de xícara de óleo de coco
- ¾ de xícara de castanha da sua preferência picada

Preparo

1. Preaqueça o forno a 200 °C.
2. Coloque a maçã em um refratário e polvilhe o açúcar de coco.
3. Em outro recipiente, misture os demais ingredientes com as mãos, até formar uma farofa.
4. Cubra as maçãs com a farofa e asse por, aproximadamente, 30 minutos, ou até que fique dourada.

Leia mais sobre aveia e glúten (p. 154).

Sugestão para acompanhar o crumble: 1 xícara de chá de gengibre com canela. Os compostos bioativos do gengibre auxiliam na termogênese e estimulam a queima de gordura. Já a canela reduz o impacto do açúcar na glicemia.

Ser saudável é uma delícia
55 receitas doces

Frutas caramelizadas com especiarias

Tempo: 10 min
Rende: 3 porções

Ingredientes

1 maçã-verde
1 pera
1 pêssego
1 colher (sopa) de óleo de coco
2 colheres (sopa) de açúcar de coco
2 colheres (sopa) de vinho branco seco
¼ de colher (chá) de canela em pó
2 anises-estrelados

Preparo

1. Corte a maçã-verde, a pera e o pêssego em 8 "pétalas".

2. Em uma panela, aqueça o óleo de coco.

3. Acrescente as frutas, o açúcar de coco, o vinho, a canela e o anis à panela e cozinhe por alguns minutos, mexendo de vez em quando, até que as frutas fiquem macias, mas não muito moles.

Você pode testar várias combinações de frutas:
- maçã, pêssego e banana;
- abacaxi e pêssego;
- pera e figo;
- um mix de frutas vermelhas;
- damasco e abacaxi.
E o que mais sua imaginação permitir!

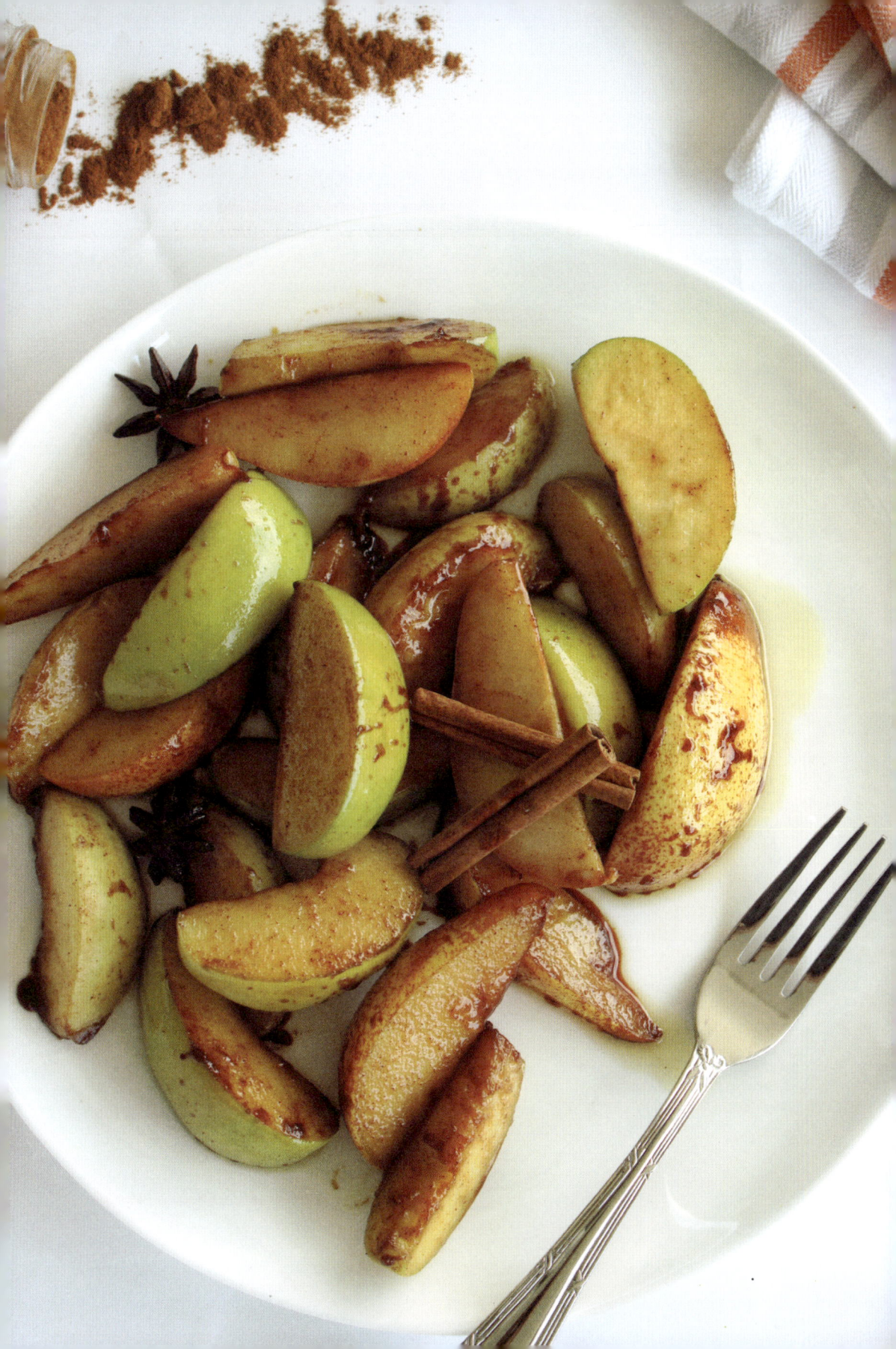

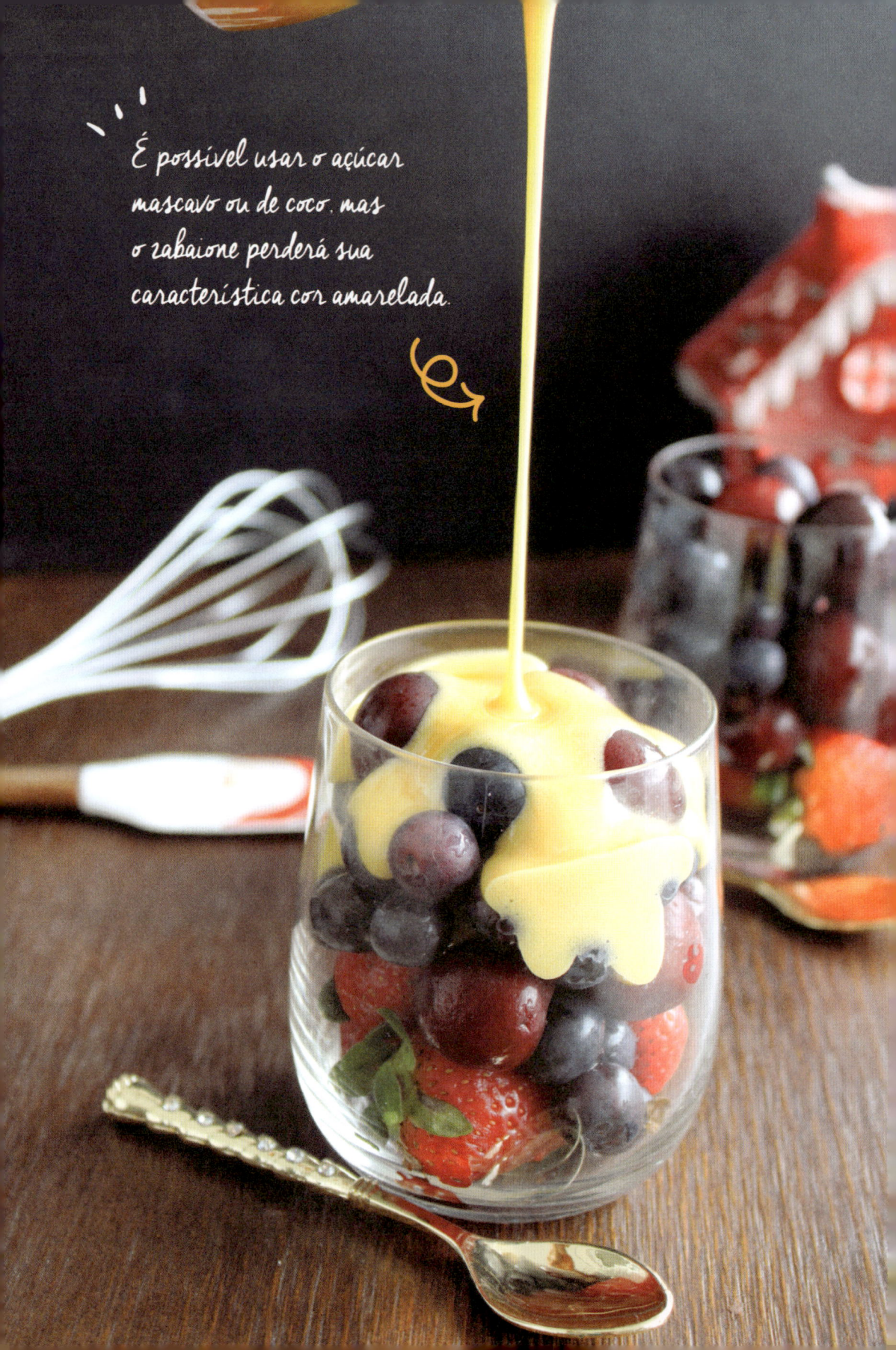

É possível usar o açúcar mascavo ou de coco, mas o zabaione perderá sua característica cor amarelada.

Frutas vermelhas com zabaione

Tempo: 10 min

Rende: 2 porções

Ingredientes

4 gemas
4 colheres (sopa) de açúcar demerara triturado ou
3 colheres (sopa) de xilitol
3 colheres (sopa) de vinho marsala
2 xícaras de frutas vermelhas

Preparo

1. Coloque as gemas, o açúcar e/ou o adoçante e o vinho em um recipiente em banho-maria (p. 154).

2. Com um batedor de arame, misture sem parar até formar um creme. Para que a gema não cozinhe, retire a tigela do contato com a água algumas vezes enquanto mistura.

3. Distribua as frutas em 2 taças, coloque o zabaione por cima e sirva a seguir.

As frutas vermelhas e roxas são fontes de antocianinas, que têm alto poder antioxidante e anti-inflamatório. Contribuem para a prevenção de doenças cardiovasculares, neurodegenerativas e do câncer.

Se feito com adoçante, esse doce tem um teor muito baixo de carboidrato.

Muitas pessoas têm receio de comer ovo por conta do colesterol da gema e acabam perdendo a oportunidade de consumir um alimento riquíssimo em nutrientes como proteína, vitaminas e DHA (uma fração do ômega 3). A ingestão desse colesterol tem pouco impacto no colesterol sanguíneo, então, pode comer ovo sem medo!

Flan de coco com compota de abacaxi

Tempo: 15 min
Rende: 2 porções

Ingredientes

Flan
2 g de ágar-ágar
200 ml de leite de coco (p. 30)
2 colheres (sopa) de açúcar demerara
2 colheres (sopa) de coco ralado

Compota de abacaxi
5 tâmaras medjool
¼ de xícara de água morna
300 g de abacaxi fresco picado
1 colher (sopa) de psyllium
¼ de xícara de água
Coco ralado (opcional)

Preparo

Flan

1. Dissolva o ágar-ágar em 100 ml de leite de coco.

2. Leve ao fogo e, após ferver, cozinhe por 3 minutos mexendo sempre.

3. Desligue o fogo e misture bem ao restante do leite de coco e aos demais ingredientes.

4. Coloque o flan em 2 potes. Espere esfriar.

Compota de abacaxi

1. Com um mixer, bata as tâmaras com a água morna e deixe descansar em uma peneira, para o líquido escorrer e ficar um purê liso.

2. Em uma panela pequena, adicione 2 colheres de sopa do purê de tâmara, o abacaxi, o psyllium e a água e cozinhe até que fique uma compota macia.

Montagem

1. Derrame a compota de abacaxi sobre o flan já frio.

2. Se desejar, finalize com coco ralado.

O psyllium dá textura à compota. Um grande curinga em receitas de pães e bolos sem glúten, confere maciez e elasticidade às preparações.

O psyllium é uma fibra solúvel natural, que absorve água quando misturado a líquidos e contribui para a saciedade e o bom funcionamento do intestino. Seu consumo regular está associado à redução do colesterol ruim, o **LDL**.

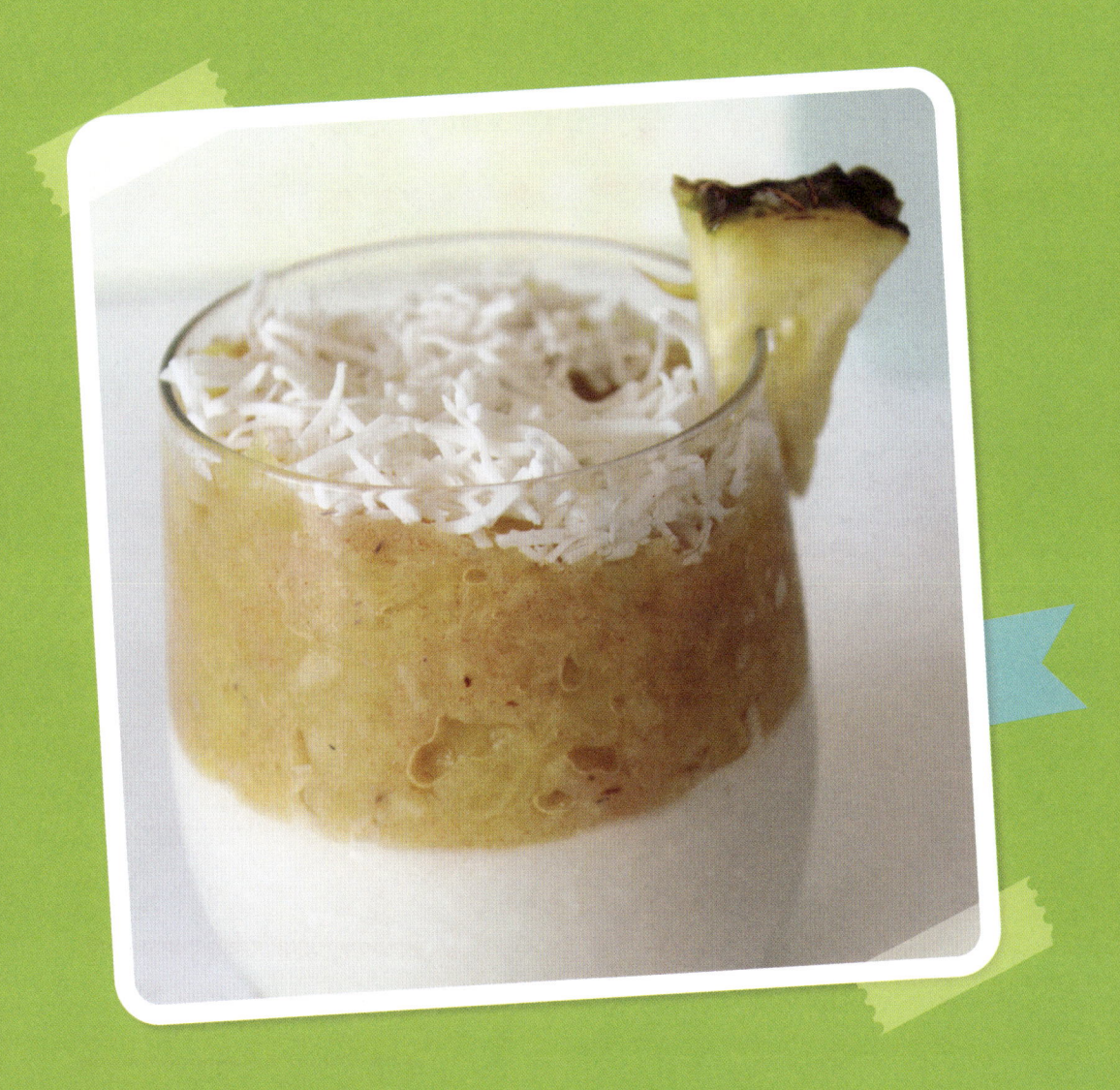

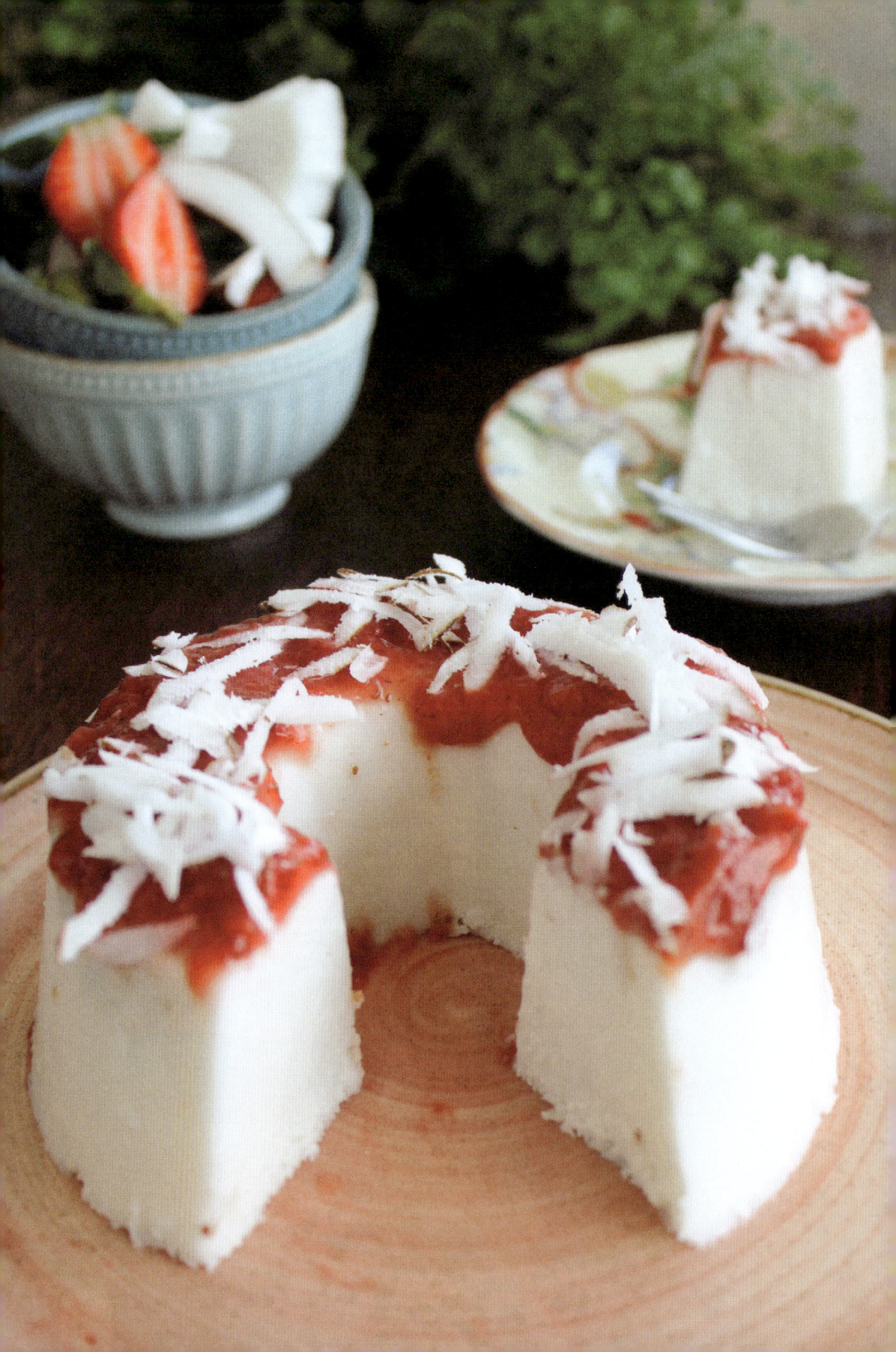

Manjar de coco com calda de morango

Tempo: 10 min + 30 min para gelar
Rende: 4 porções

Ingredientes

Manjar
½ a 1 envelope (3-5 g) de ágar-ágar
600 ml de leite de coco (p. 30)
4 colheres (sopa) de eritritol
½ fava de baunilha ou ½ colher (chá) de extrato de baunilha (p. 39)
¾ de xícara de coco em flocos

Calda
1 xícara de morango picado
¼ de xícara de água
Gotas de limão
1 colher (chá) de eritritol
Coco ralado fino

Preparo

Manjar

1. Em uma panela, dissolva o ágar-ágar em 300 ml de leite de coco. Para um manjar mais firme, use mais ágar-ágar; se gostar dele mais macio, use menos.

2. Leve ao fogo e cozinhe por 3 minutos após ferver, mexendo sempre.

3. Desligue o fogo e misture bem com o restante do leite de coco frio e os demais ingredientes.

4. Coloque em uma fôrma grande ou em quatro pequenas.

5. Leve à geladeira por, pelo menos, 30 minutos.

Calda

1. Em uma panela, coloque todos os ingredientes e leve ao fogo para que cozinhem até apurar.

2. Despeje sobre o manjar já frio e finalize com o coco ralado.

Além de low carb, esta receita é rica em fibras e com baixo índice glicêmico.

Se preferir, substitua o eritritol por açúcar demerara ou outro adoçante. Não recomendamos usar açúcar de coco nem o mascavo para não alterar a característica cor branca do manjar.

Gelateria

Sorbet de manga com gengibre

Tempo: 4 h para congelar a fruta + 5 min de preparo

Rende: 1 porção

Ingredientes

1 manga palmer grande e madura descascada e cortada em pedaços
1 colher (chá) de gengibre fresco ralado.

Preparo

1. Leve a manga ao congelador por aproximadamente 4 horas.
2. No processador ou liquidificador, bata a manga congelada com o gengibre.
3. Bata um pouco, pare, empurre a manga das bordas para o centro com uma espátula e repita o processo. Se estiver difícil de bater, acrescente um pouco de água, mas cuidado com a quantidade, senão pode virar um smoothie.

A manga se destaca pela quantidade de carotenoides, que se transformam em vitamina A no organismo. É também fonte de vitamina C. Essa combinação de nutrientes faz dessa fruta um excelente alimento para tudo relacionado à pele, como cicatrização, proteção contra raios UVA e UVB, tratamentos estéticos e pós-operatório.

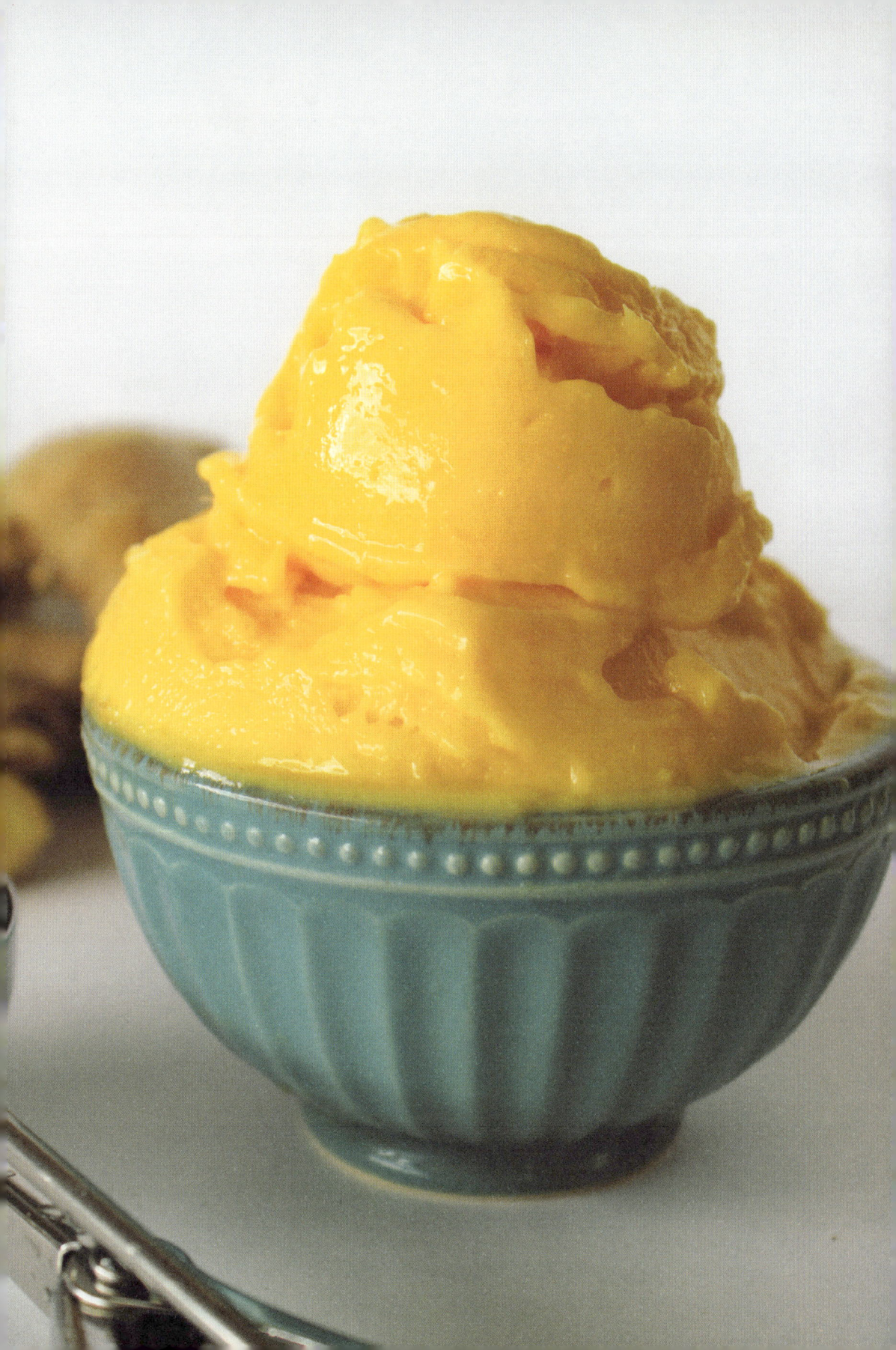

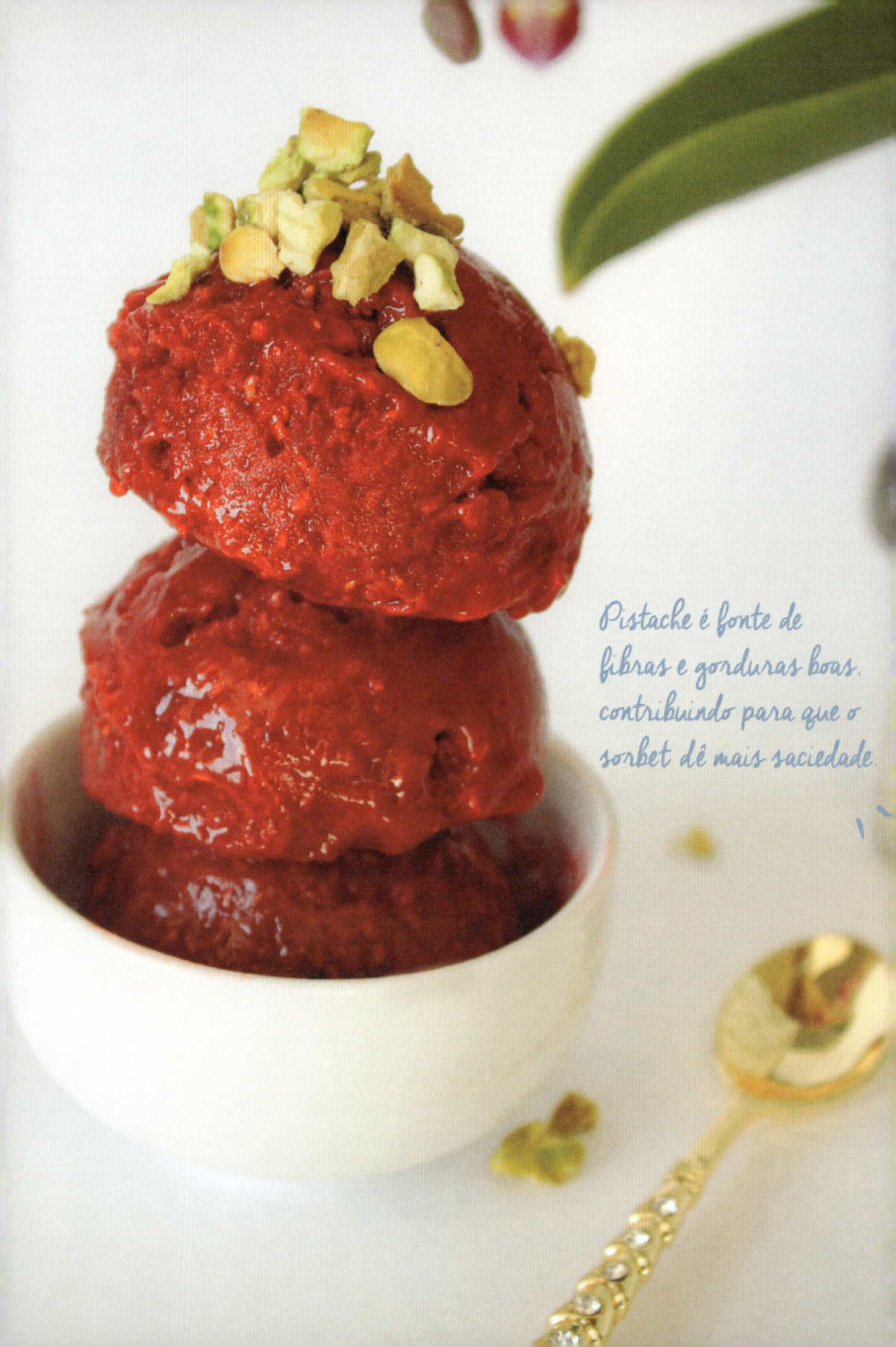

Pistache é fonte de fibras e gorduras boas, contribuindo para que o sorbet dê mais saciedade.

Sorbet de framboesa e limão-siciliano com pistache

Tempo: 4 h para congelar a fruta + 15 min de preparo

Rende: 1 porção

Ingredientes

100 g de framboesa fresca
2 colheres (sopa) de pistache sem sal e sem casca
2 colheres de (sopa) de sumo de limão-siciliano
Raspas da casca de 1 limão-siciliano
2 colheres (sopa) de açúcar demerara

Preparo

1. Leve a framboesa ao congelador por, aproximadamente, 4 horas.

2. Toste o pistache em uma frigideira aquecida.

3. Espere o pistache esfriar e triture rapidamente no processador, só para que quebre em partes menores. Reserve.

4. No processador ou liquidificador, bata a framboesa com o sumo e as raspas da casca do limão e o açúcar.

5. Coloque em uma taça de sobremesa, acrescente o pistache triturado e consuma imediatamente.

Você pode substituir o açúcar demerara por um adoçante natural. Coloque aos poucos e vá provando, pois a quantidade depende do adoçante utilizado.

Sorvete de chocolate com banana

Tempo: 6 h para congelar a fruta + 5 min de preparo

Rende: 2 porções

Ingredientes

4 bananas descascadas e picadas
2 colheres (sopa) de pasta 100% amendoim
½ colher (sopa) de cacau em pó ou 2 colheres (sopa) de achocolatado orgânico (p. 155)

Preparo

1. Coloque as bananas em um saco plástico com fecho tipo zíper.

2. Leve ao congelador por, no mínimo, 6 horas ou até que estejam congeladas.

3. No liquidificador ou processador, bata todos os ingredientes. Comece em velocidade baixa e aos poucos vá aumentando, até que adquira a consistência de sorvete.

O desejo por doces ao fim do dia está associado ao aumento do cortisol (hormônio do estresse) ou à baixa produção de serotonina (hormônio do prazer). Inclua cacau em pó e banana nesse período, pois os fitoquímicos do cacau e o triptofano da banana contribuem para a modulação desses hormônios!

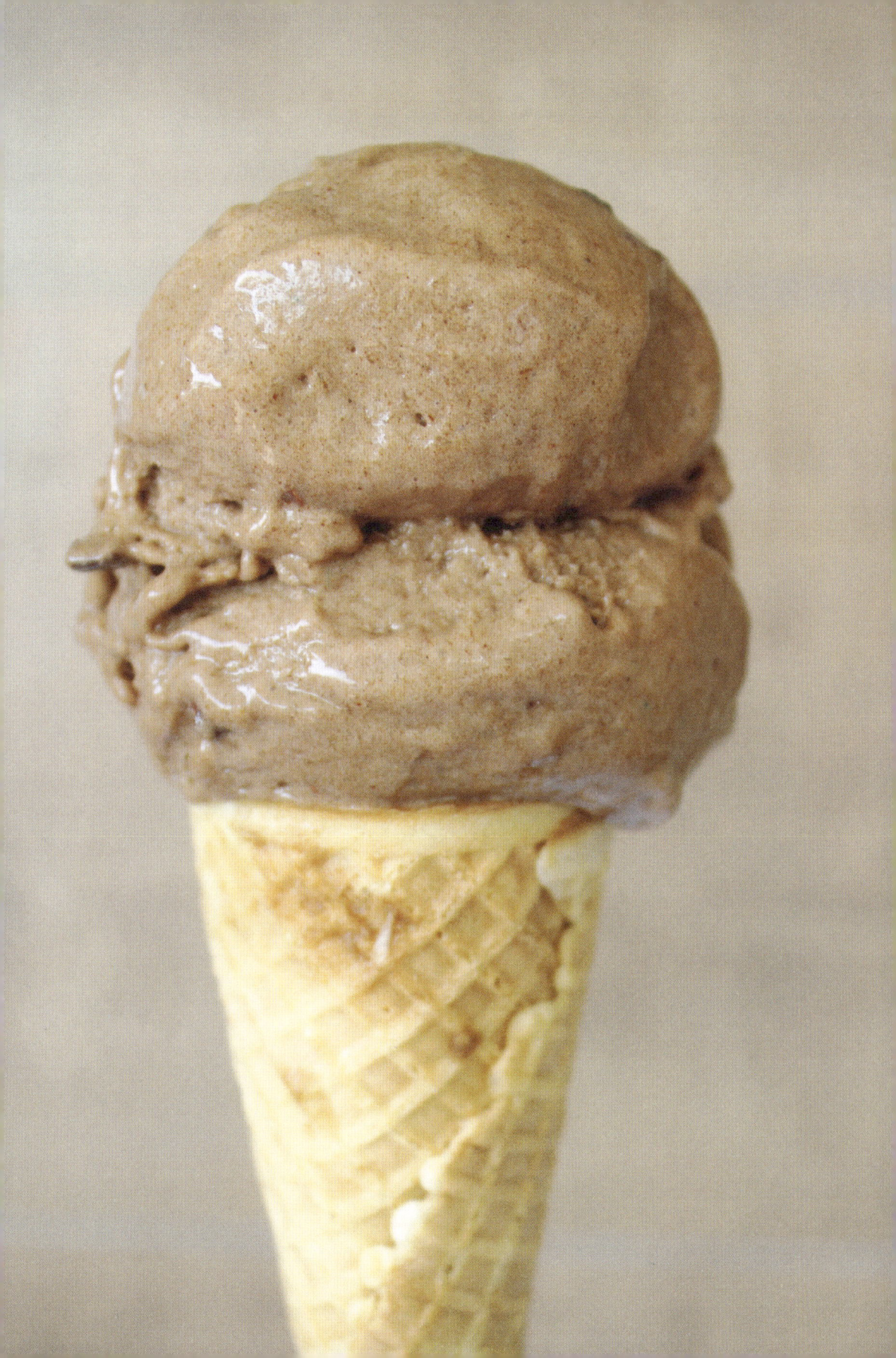

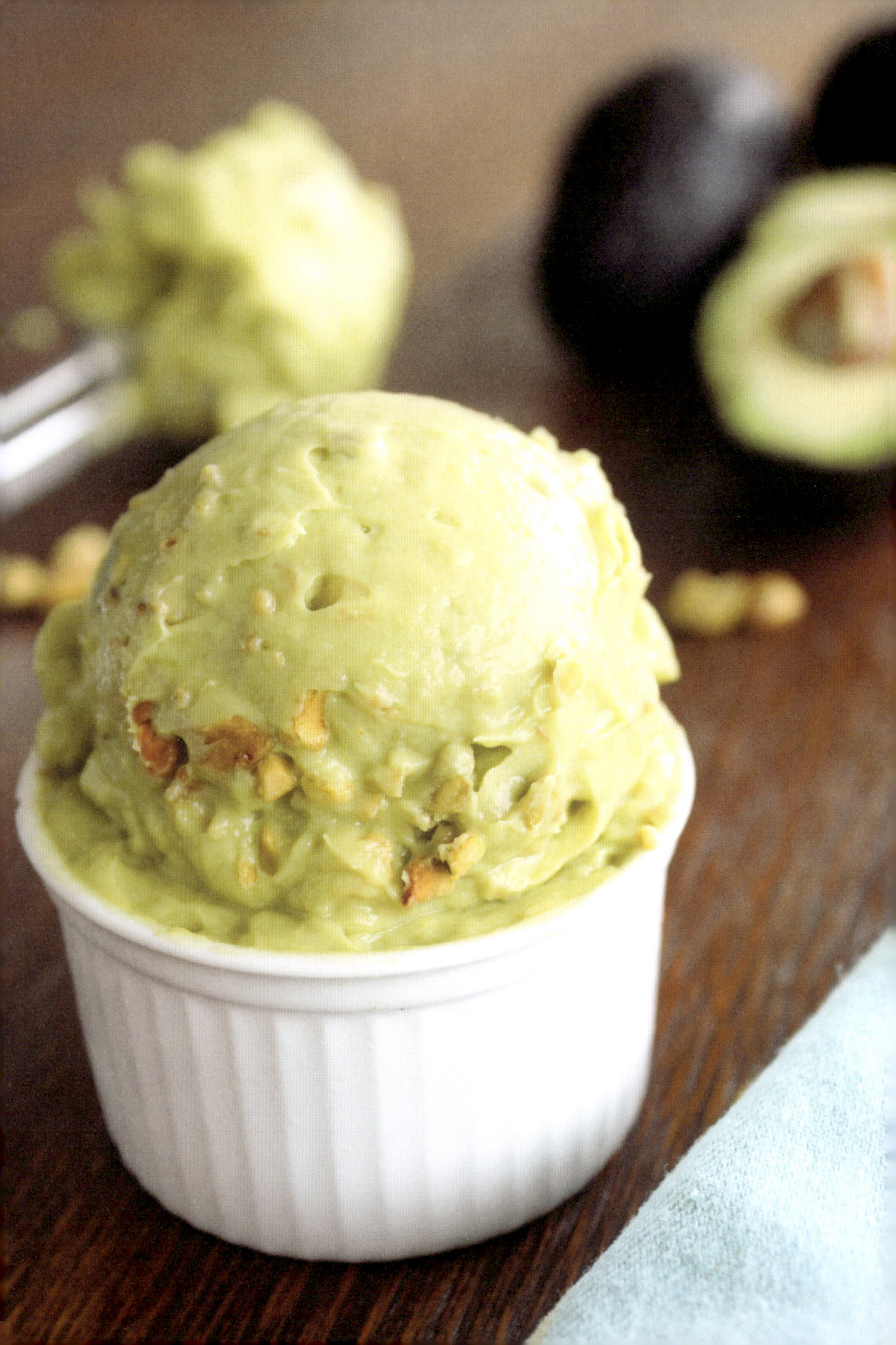

Sorvete de avocado

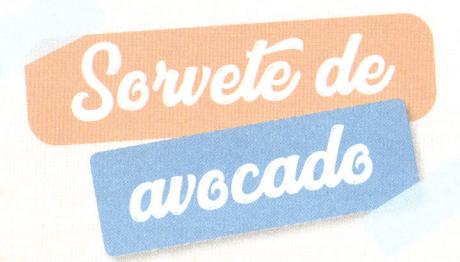

Tempo: 4 h para congelar a fruta + 10 min de preparo

Rende: 2 porções

Ingredientes

2 avocados grandes maduros descascados e cortados em cubos
Pistache sem casca e sem sal
⅓ de xícara de creme de leite fresco
1 colher (chá) de extrato de baunilha (p. 39)
3 colheres (sopa) de açúcar demerara

Preparo

1. Forre um prato ou assadeira com uma folha de silicone ou papel-manteiga e coloque os pedaços de avocado de modo que fiquem separados, para facilitar na hora de bater no liquidificador. Leve ao congelador por cerca de 4 horas.

2. Retire do congelador e aguarde alguns minutos.

3. Toste os pistaches em uma frigideira aquecida. Espere esfriar e triture ou pique.

4. No processador ou liquidificador, bata, aos poucos, os cubos de avocado, o creme de leite, a baunilha e o açúcar.

5. Pare de bater algumas vezes e empurre a mistura para o centro com uma espátula. Se estiver difícil de bater, acrescente um pouco de água – mas não exagere, senão ele ficará muito líquido.

6. Quando estiver homogêneo e cremoso, misture o pistache ao creme.

7. Divida em duas taças de sobremesa e consuma em seguida.

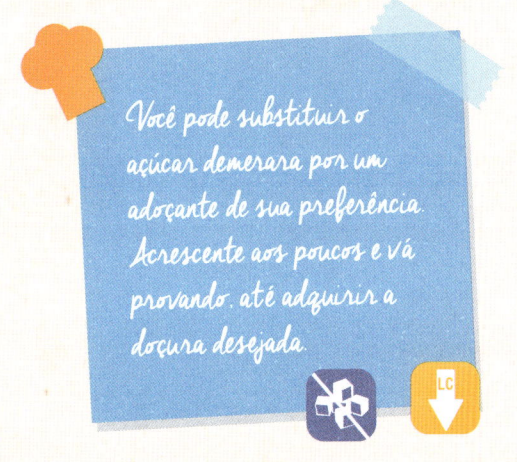

Você pode substituir o açúcar demerara por um adoçante de sua preferência. Acrescente aos poucos e vá provando, até adquirir a doçura desejada.

Fudge gelado de chocolate

Tempo: 10 min + 2 h para congelar
Rende: 6 porções

Ingredientes

50 g de chocolate 70% cacau picado
Amêndoa a gosto
½ banana
2 colheres (sopa) de tahine (ou pasta de amendoim ou de amêndoa)
4 colheres (sopa) de água
3 tâmaras medjool ou 6 tâmaras pequenas sem caroço
Nibs de cacau

Preparo

1. Em um recipiente de vidro, derreta o chocolate em banho-maria ou no micro-ondas (p. 154). Reserve.

2. Toste a amêndoa em uma frigideira aquecida. Reserve.

3. No liquidificador, bata a banana, o tahine, a água, as tâmaras e o chocolate derretido até formar um creme.

4. Coloque a massa em uma tigela e, com uma espátula, misture o nibs de cacau e a amêndoa tostada.

5. Coloque uma camada de 3 centímetros em um recipiente de silicone ou um forrado com papel-manteiga.

6. Leve ao congelador por 2 horas, ou até endurecer.

7. Retire do congelador, aguarde alguns minutos para que fique no ponto de cortar, desenforme e corte em quadrados. Consuma em seguida.

Uma preparação que contém magnésio, cálcio, triptofano, potássio, teobromina – nutrientes que contribuem para o bem-estar, o bom humor e o relaxamento!

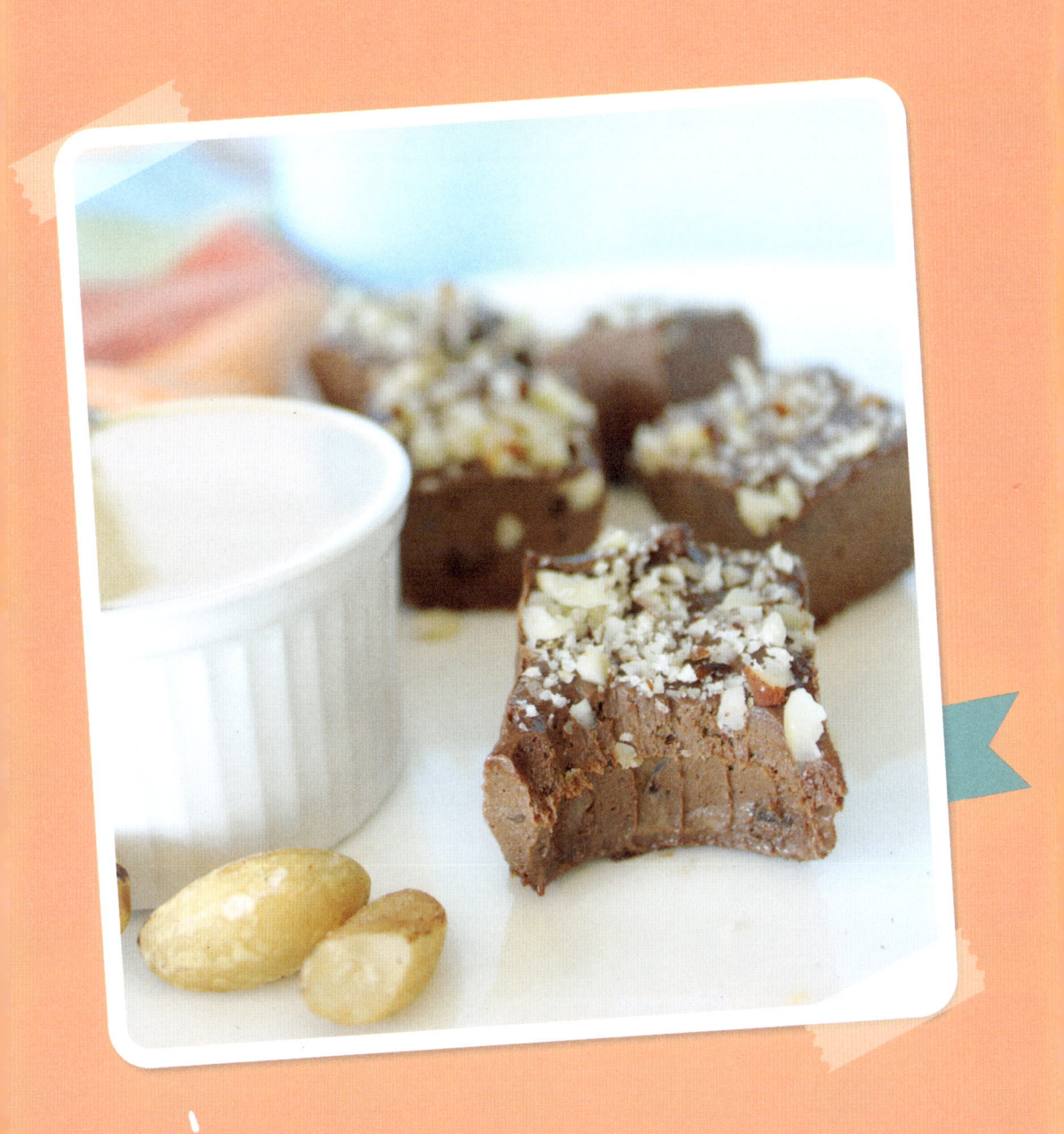

O tahine é uma pasta feita de gergelim preto ou branco. Tem alto poder anti-inflamatório, é fonte de gordura insaturada (a protetora do coração) e de proteína vegetal. Além disso tem uma ótima concentração de micronutrientes, como cálcio, magnésio, ferro e vitamina B1.

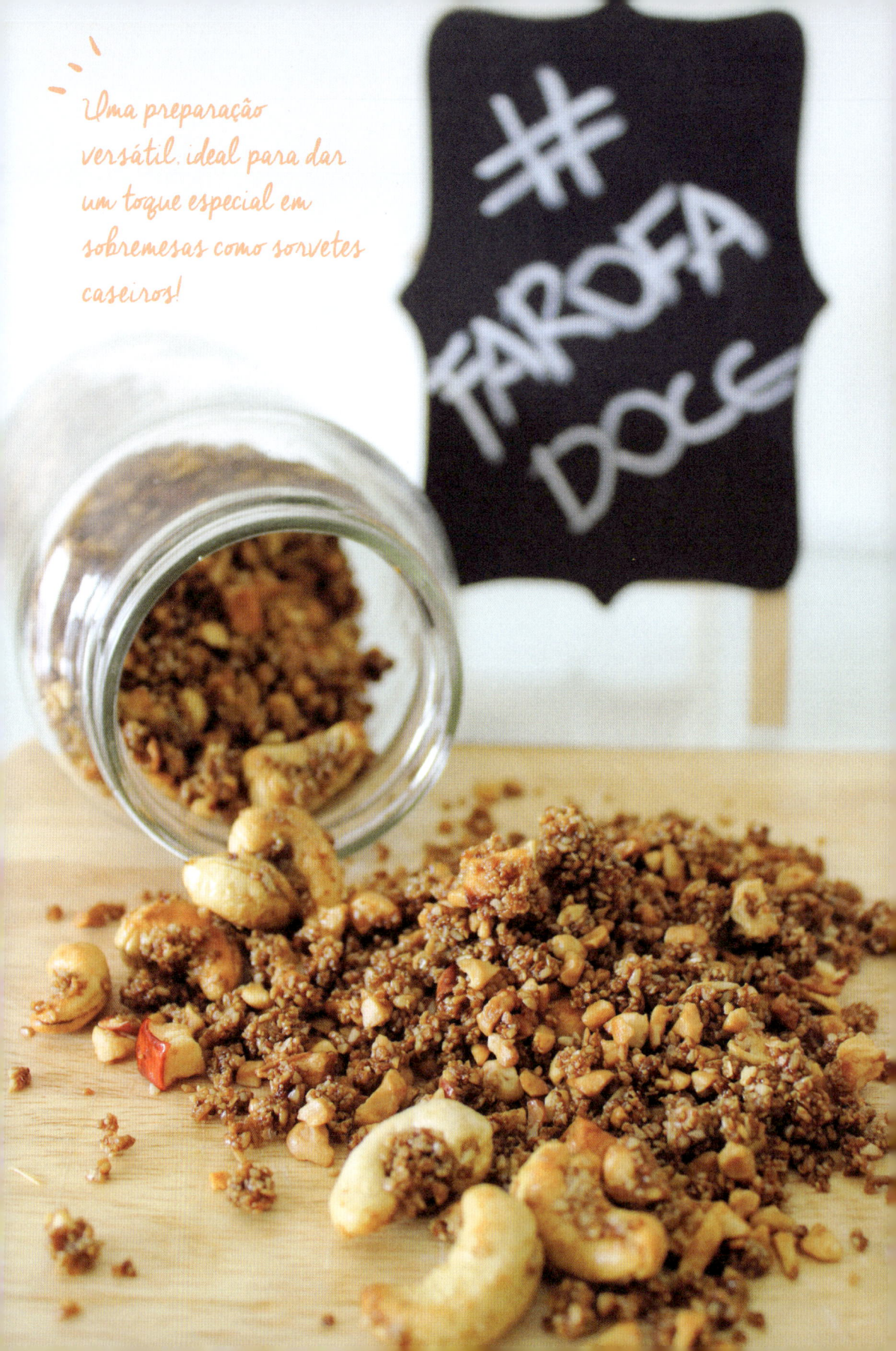

Uma preparação versátil, ideal para dar um toque especial em sobremesas como sorvetes caseiros!

FAROFA DOCE

Farofa doce

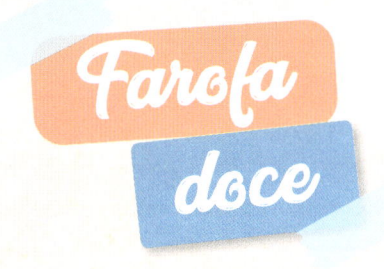

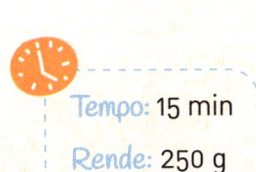

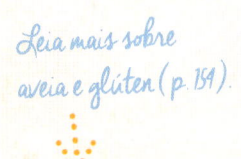

Tempo: 15 min
Rende: 250 g

Leia mais sobre aveia e glúten (p. 159).

Ingredientes

- ¾ de xícara de farelo de aveia
- ½ xícara de xerém de amendoim
- 30 g de manteiga sem sal gelada em cubos
- ⅓ de xícara de castanha de caju torrada e sem sal (ou outras oleaginosas de sua preferência)
- 3 colheres (sopa) de melado de cana
- ¼ de xícara de maçã desidratada picada

Preparo

1. Em uma tigela, coloque o farelo de aveia, o amendoim e a manteiga.

2. Com a ponta dos dedos, misture para formar uma farofa úmida. Reserve.

3. Aqueça uma frigideira grande e toste rapidamente a castanha de caju.

4. Ainda no fogo, acrescente o melado de cana e misture para incorporar bem.

5. Adicione a farofa e, em fogo médio-baixo, mexa lentamente.

6. Quando começar a dourar, acrescente a maçã desidratada e misture mais um pouco, até começar a secar e ficar bem dourada.

7. Desligue o fogo e deixe a farofa esfriar na frigideira. Continue mexendo, para evitar queimar. Ela ficará crocante após esfriar.

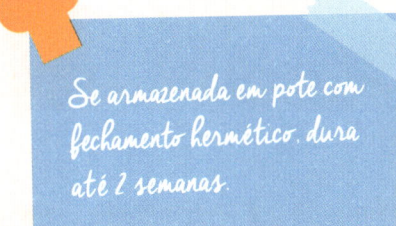

Se armazenada em pote com fechamento hermético, dura até 2 semanas.

Picolé de iogurte com morango e limão

Tempo: 5 min + 30 min para assar + 2 h para congelar

Rende: 6 porções

Ingredientes

1 xícara de morango
2 colheres (sopa) de vinagre de maçã
1 pote (170 g) de iogurte natural integral
1 colher (sopa) de açúcar demerara
1 colher (sopa) de sumo de limão-tahiti ou siciliano
Raspas da casca de 1 limão-tahiti ou siciliano
Folhas de hortelã a gosto

Preparo

1. Preaqueça o forno a 180 °C.

2. Em uma tigela, misture o morango com o vinagre, coloque em uma assadeira e asse por 30 minutos.

3. Com uma espátula, amasse os morangos.

4. Em outra tigela, misture o iogurte com o açúcar, o sumo do limão e as raspas de sua casca. Acrescente as folhas de hortelã picadas.

5. Coloque essa mistura em fôrmas para picolé e, no meio, acrescente uma colher do morango amassado.

6. Espete o palito e leve os picolés ao congelador.

Não se preocupe com o vinagre na receita, seu sabor é imperceptível. Ele serve para acentuar a doçura do morango.

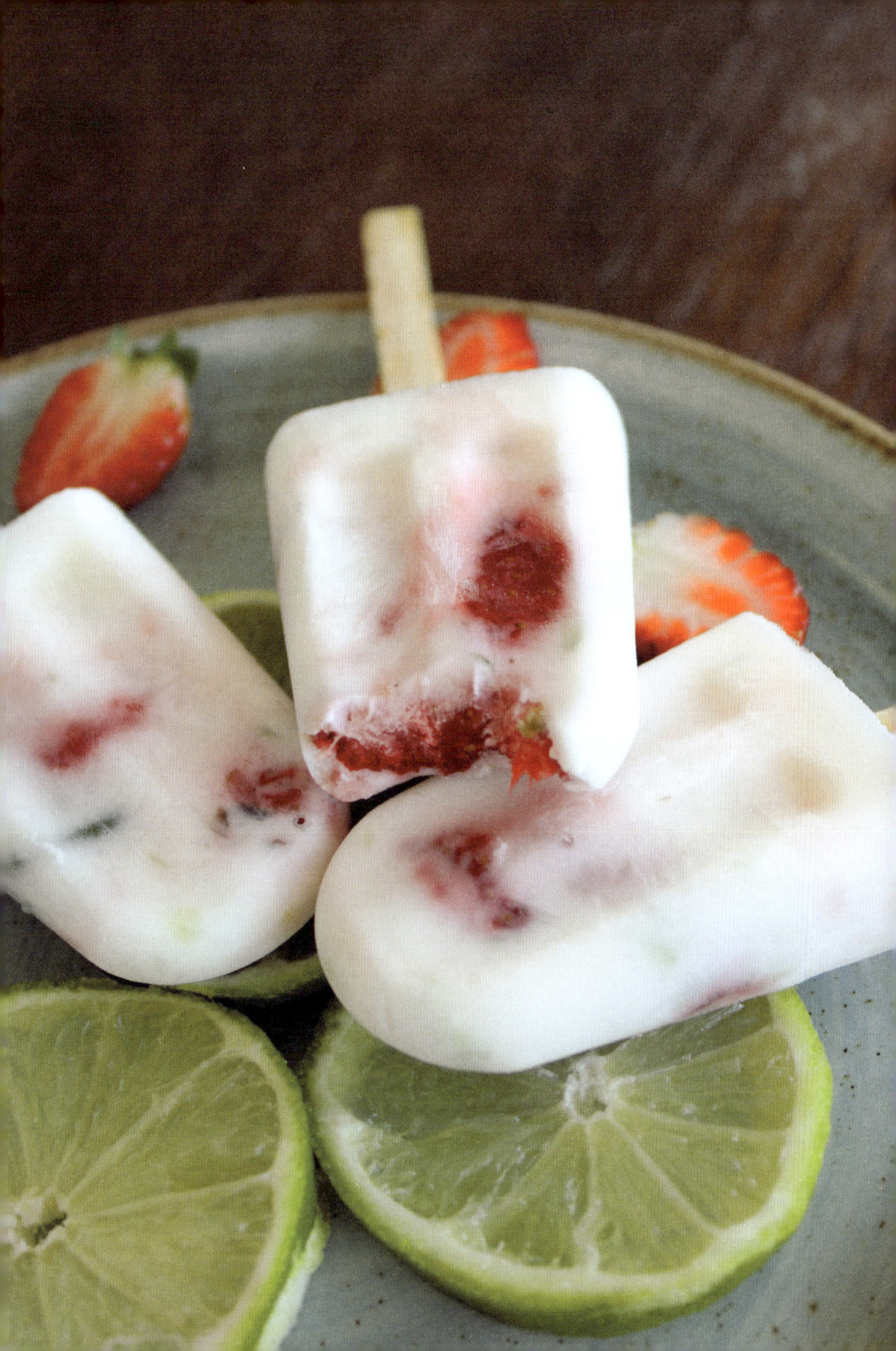

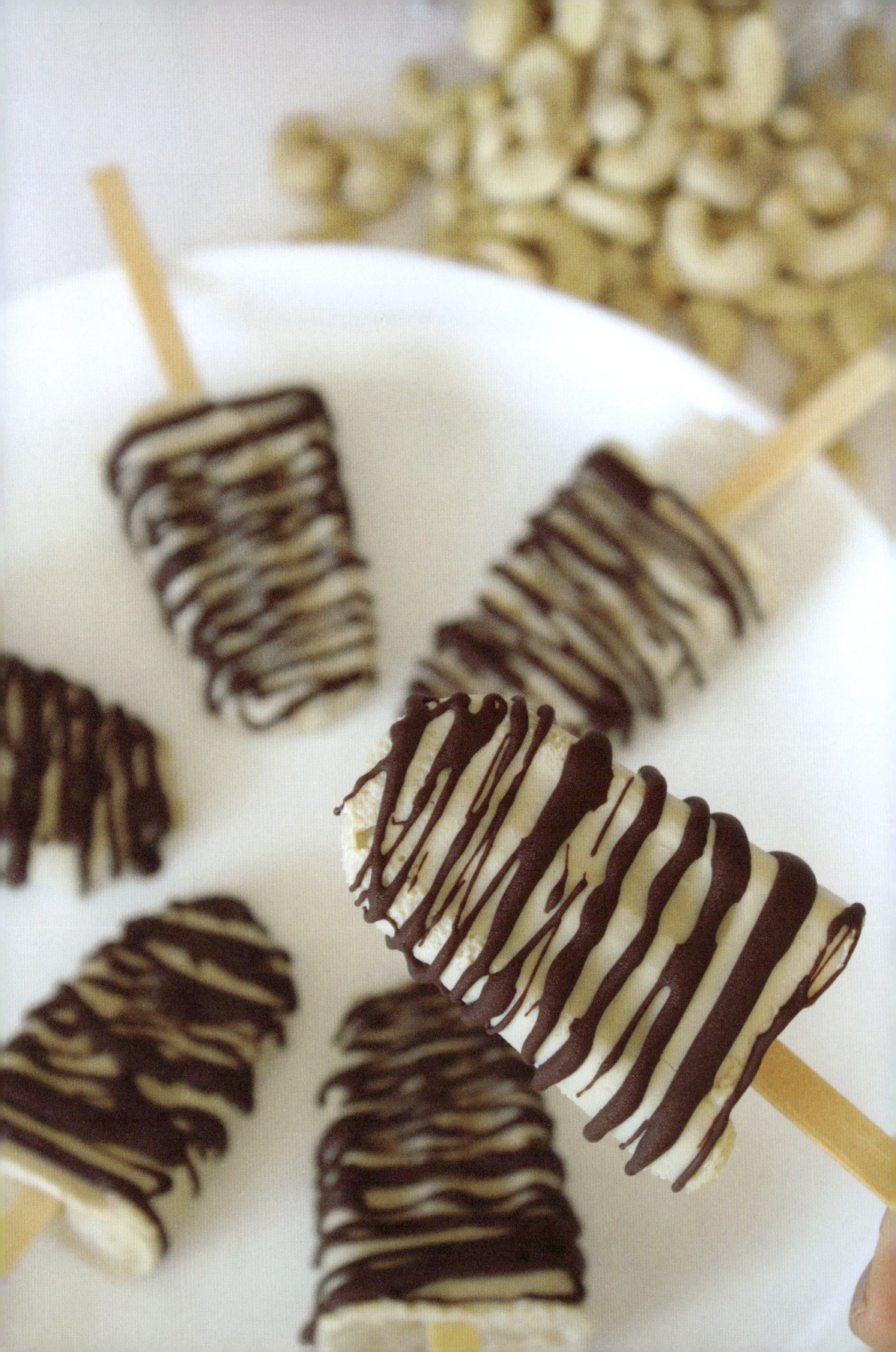

Picolé de creme com fios de chocolate

Tempo: 4 h para demolho + 5 min + 6 h para congelar

Rende: 6 porções

Ingredientes

Picolé
1 xícara de castanha de caju crua
Água para o demolho
1 colher (chá) de extrato de baunilha (p. 39)
⅓ de xícara de leite de coco (p. 30)
4 colheres (sopa) de melado de cana

Cobertura
100 g de chocolate 70% cacau picado

Preparo

Picolé

1. Coloque a castanha de caju em uma tigela, cubra com água e deixe de molho por, pelo menos, 4 horas.
2. Escorra a água do demolho e bata a castanha no liquidificador com a baunilha, o leite de coco e o melado.
3. Coloque em forminhas de picolé e leve ao congelador até que endureça.

Cobertura

1. Em uma tigela de vidro, coloque o chocolate e derreta em banho-maria ou no micro-ondas (p. 154).
2. Retire os picolés do congelador e, com o auxílio de uma colher, jogue o chocolate derretido sobre eles formando fios.
3. Volte ao congelador por mais alguns minutos para que a cobertura endureça.

Picolé de coco

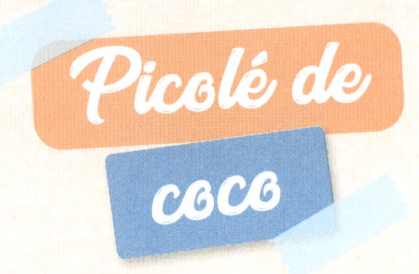

Tempo: 5 min + 6 h para congelar
Rende: 6 porções

Ingredientes

- 1 ½ xícara de leite em pó (de vaca ou de coco)
- ⅔ de xícara de água morna
- 4 colheres (sopa) de açúcar demerara
- ⅔ de xícara de coco ralado + um pouco para decorar

Preparo

1. Em um liquidificador ou processador, bata o leite em pó, a água e o açúcar.

2. Acrescente o coco ralado e misture com uma colher.

3. Coloque em fôrmas de picolé e leve ao congelador por, pelo menos, 6 horas.

4. Retire os picolés do congelador e, antes de servi-los, passe o coco ralado para ter uma cobertura com mais sabor e textura.

Você pode substituir o açúcar por algum adoçante natural. Cada um deles tem um poder adoçante diferente, por isso acrescente aos poucos até atingir o dulçor desejado.

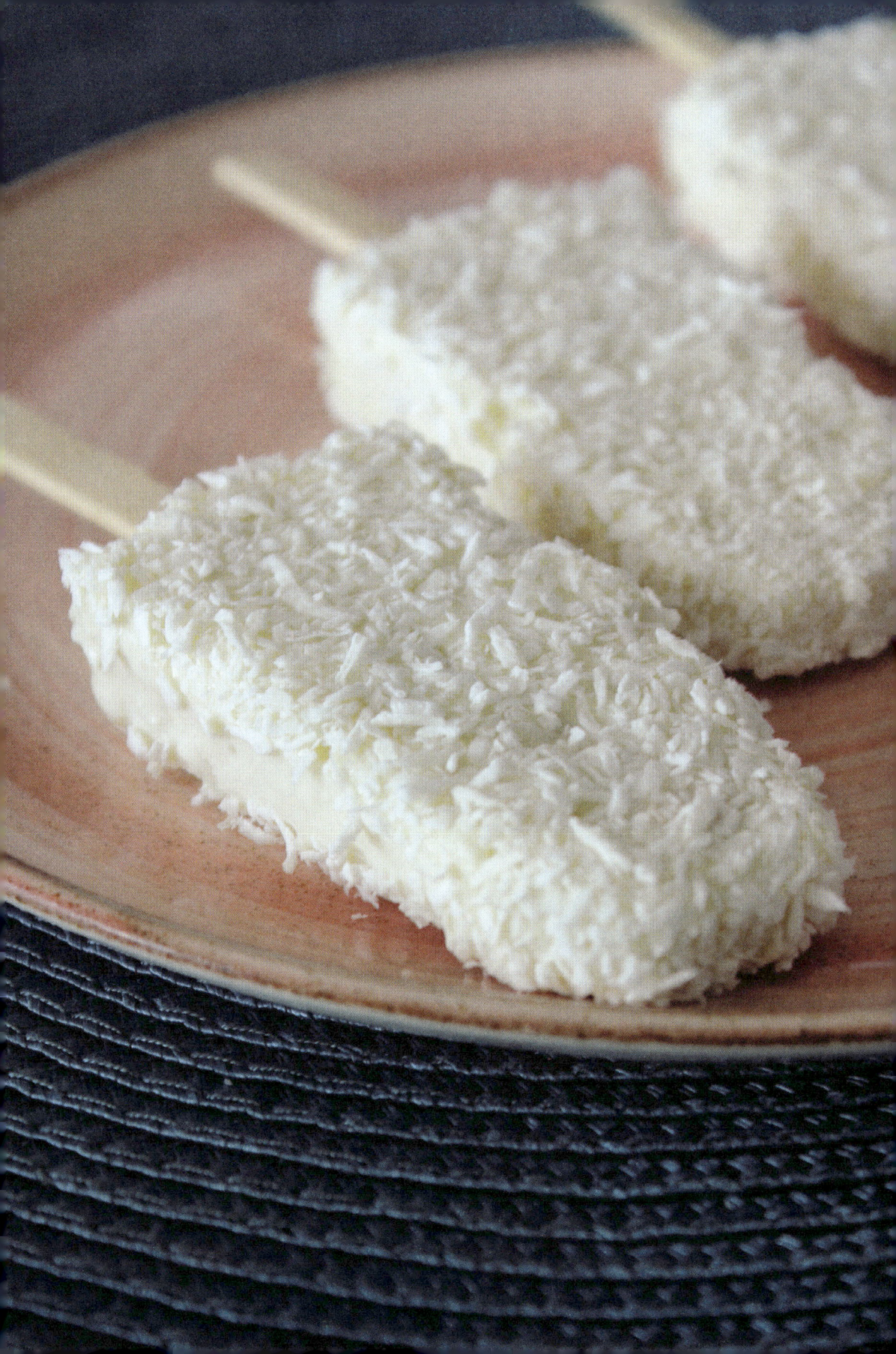

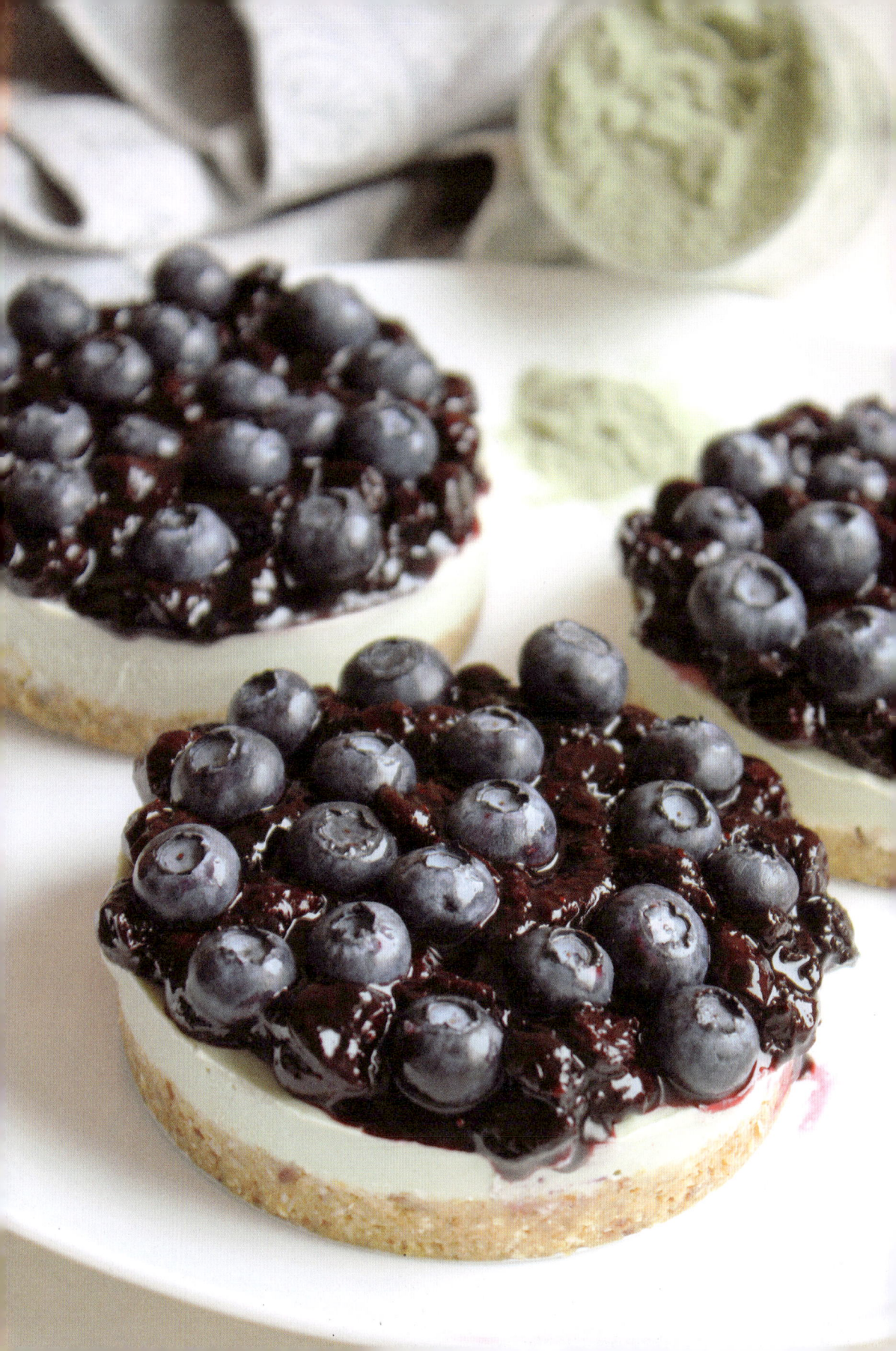

Torta gelada de matchá com mirtilo

Tempo: 4 h para demolho + 20 min + 2 h para congelar

Rende: 4 porções

Ingredientes

Massa
60 g de farinha de amêndoa
½ xícara de amêndoa ou outra oleaginosa
8 tâmaras pequenas ou 4 tâmaras medjool
1 colher (sopa) de óleo de coco
2 colheres (sopa) de água

Recheio
1 ½ xícara de castanha de caju crua
Água para o demolho
200 ml de iogurte natural integral ou leite de coco (p. 30)
2 colheres (sopa) de óleo de coco
¼ de xícara de mel ou melado de cana
⅓ de xícara de matchá
1 colher de chá de extrato de baunilha (p. 39)

Calda
2 xícaras de mirtilo fresco ou congelado
½ xícara de água
1 a 2 colheres (sopa) de açúcar demerara
Gotas de limão
Frutas vermelhas frescas

Preparo

Massa

1. Em um processador, bata todos os ingredientes até formar uma farofa bem triturada.

2. Coloque em uma fôrma e aperte bem para ficar homogêneo e formar a base da torta.

Esta torta é muito versátil! No recheio, acrescente cacau para ter o sabor de chocolate, ou ainda gotas de limão, para uma torta de limão, ou bata frutas vermelhas para um recheio rosa. E combine com outras coberturas: calda de outras frutas vermelhas ou de maracujá, manga, goiaba (como a geleia do cheesecake, p. 12). Também pode cobrir com chocolate derretido, formando uma deliciosa casquinha.

Recheio

1. Coloque a castanha de caju em uma tigela e cubra com água fria. Deixe de molho por, pelo menos, 4 horas.

2. Despreze a água do demolho e bata todos os ingredientes no liquidificador. Comece na velocidade baixa e vá aumentando aos poucos. Bata bem até obter um creme liso e homogêneo.

3. Coloque sobre a massa.

4. Leve ao congelador até que congele.

Calda

1. Em uma panela, coloque todos os ingredientes e cozinhe até reduzir ao ponto de calda.

2. Espere esfriar.

Montagem

1. Retire a torta do congelador alguns minutos antes de servir para que fique na consistência ideal.

2. Desenforme e cubra com a calda já fria.

3. Decore com as frutas frescas.

Para a versão vegana, opte pelo melado de cana ou pelo leite de coco. Para uma versão sem proteína do leite, opte pelo leite de coco.

O matchá é o chá-verde obtido da desidratação das folhas da Camellia sinensis. É um pó solúvel, de sabor mais suave e com uma concentração de compostos bioativos cem vezes maior que o chá-verde comum. Possui L-teanina, uma substância que contribui para o foco e a concentração e uma grande aliada para combater o cansaço mental.

Torta gelada de amendoim, banana e chocolate

Tempo: 20 min de preparo + 2 h para congelar

Rende: 4 porções

Ingredientes

Massa

½ xícara de farinha de amendoim
½ xícara de amendoim sem casca triturado
½ xícara de pasta de amendoim
4 colheres (sopa) de açúcar de coco ou 3 colheres (sopa) de açúcar mascavo
3 bananas-prata fatiadas

Cobertura

100 g de chocolate 70% cacau picado
50 ml de leite de coco (p. 30) ou ½ colher (sopa) de óleo de coco

Preparo

Massa

1. Em uma tigela, misture a farinha, o amendoim, a pasta de amendoim e o açúcar.

2. Forre uma fôrma redonda de 18 centímetros ou duas fôrmas pequenas.

3. Aperte bem a massa até que a base e as laterais estejam com uma cobertura fina e uniforme.

4. Recheie com a banana e leve ao congelador. Reserve.

Para uma versão vegana, certifique-se de que o chocolate não contém leite.

Cobertura

1. Em um recipiente de vidro, derreta o chocolate em banho-maria ou no micro-ondas (p. 154).

2. Misture com o leite ou óleo de coco.

3. Retire a torta do congelador e cubra com a cobertura.

4. Volte ao congelador até que fique bem firme.

> O amendoim é uma boa fonte vegetal de proteína, vitaminas, como a E e a B3, e também de ácido graxo e ômega 6. Para uma boa relação ômega 6/ômega 3, é importante que também façam parte de sua alimentação fontes de ômega 3, como peixes, nozes, semente de linhaça e chia. E lembre-se de usar amendoim de boa procedência, para evitar a contaminação pelo fungo aflatoxina.

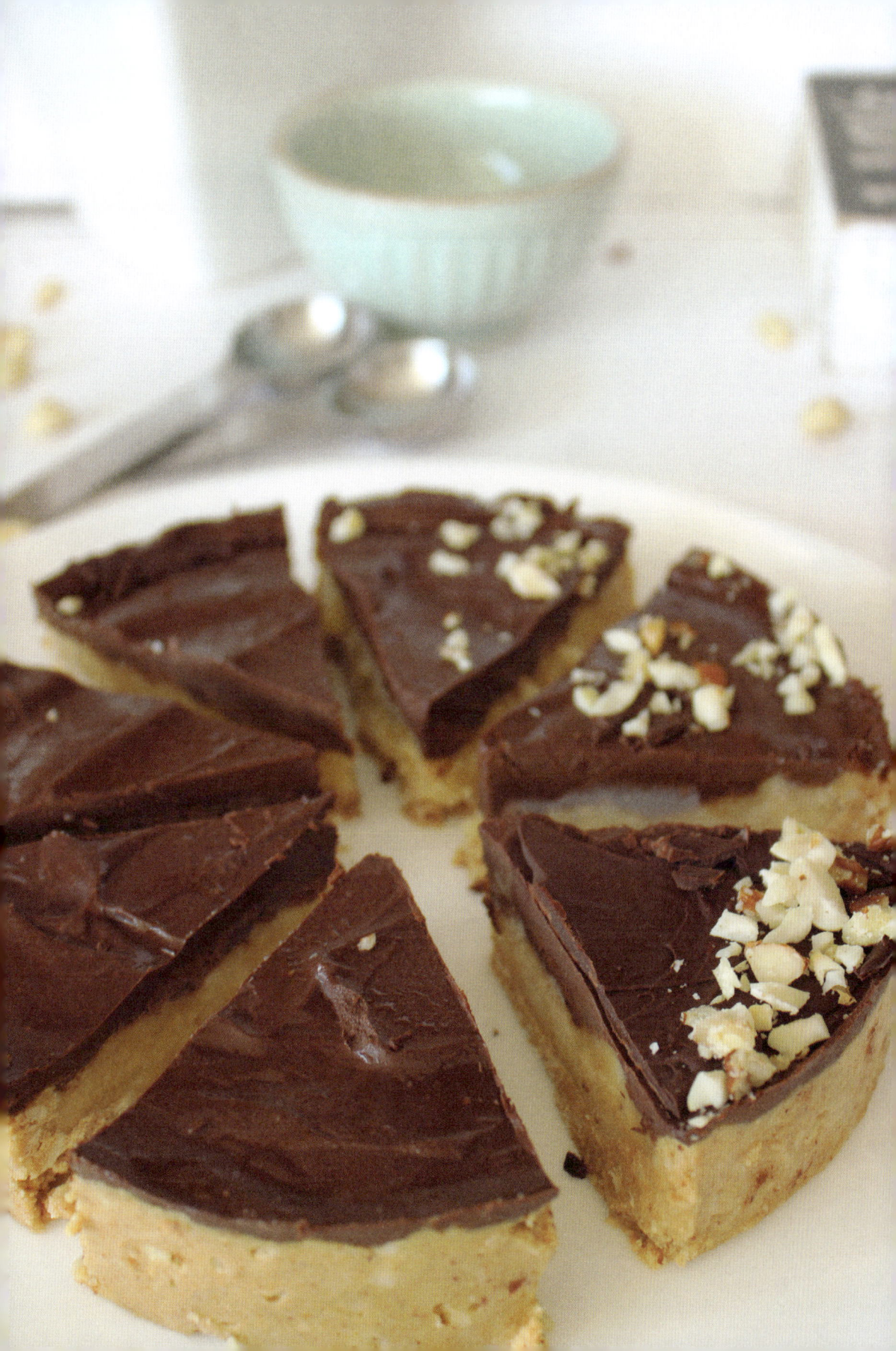

É festa!

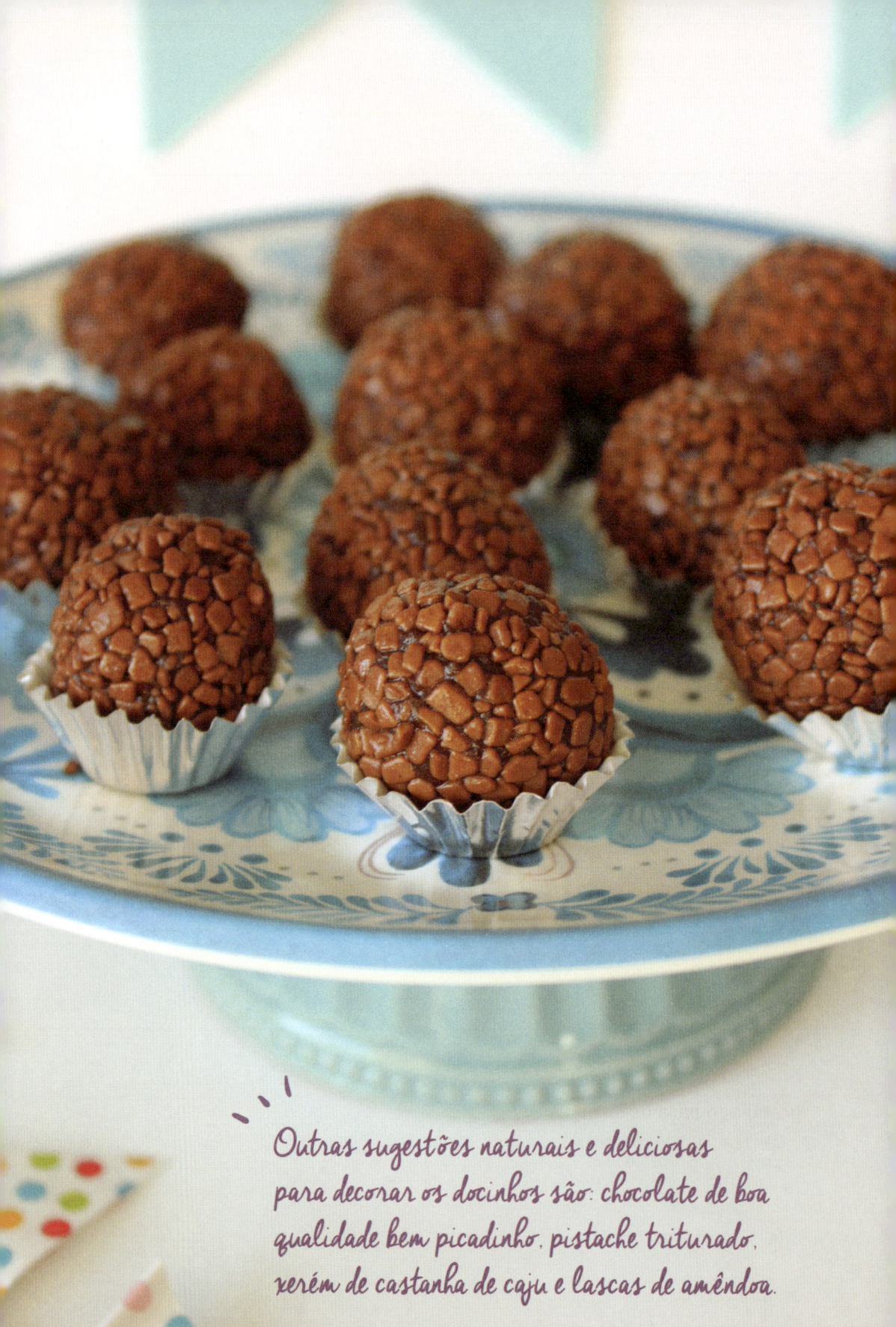

Outras sugestões naturais e deliciosas para decorar os docinhos são: chocolate de boa qualidade bem picadinho, pistache triturado, xerém de castanha de caju e lascas de amêndoa.

Brigadeiro

Tempo: 10 min + 40 min para resfriar
Rende: 12 unidades

Ingredientes

1 xícara de leite condensado de amêndoa (p. 35)
1 ½ colher (sopa) de cacau em pó (p. 155)
2 colheres (chá) de manteiga
Chocolate granulado para decorar

Preparo

1. Em uma panela, coloque todos os ingredientes e mexa constantemente, até que desgrude do fundo da panela.
2. Espere esfriar e leve à geladeira até estar no ponto de enrolar.
3. Separe pequenas porções da massa e enrole. Se estiver grudando, umedeça as mãos.
4. Passe as bolinhas no granulado para decorar.

> Atenção à qualidade do chocolate granulado! A versão tradicional contém gordura vegetal hidrogenada (conhecida como gordura trans), a mais prejudicial para a saúde. Hoje em dia, existem granulados mais puros, feitos com poucos ingredientes.

> Para uma opção vegana, substitua a manteiga por 2 colheres (chá) de óleo de coco.

Ser saudável é uma delícia
55 receitas doces

Irmãos na Cozinha

Docinho de pistache com cacau

Tempo: 10 min
Rende: 12 unidades

Ingredientes

¼ de xícara de pistache sem sal e sem casca + um pouco para cobrir (opcional)
¼ xícara de amêndoa
½ xícara de tâmara sem caroço
1 colher (chá) de cacau em pó (p. 155)
2 colheres (sopa) de água

Preparo

1. No processador ou liquidificador, triture o pistache e a amêndoa.

2. Acrescente a tâmara e o cacau e bata mais um pouco. Se necessário, adicione a água para ajudar a dar liga.

3. Bata até formar uma massa bem lisa e uniforme.

4. Enrole os docinhos e, se quiser, cubra com o pistache em pedaços.

Docinhos feitos à base de tâmaras são um clássico quando o assunto é doce saudável. A tâmara é o ingrediente curinga que confere cremosidade e doçura por ser naturalmente bem doce.

Este docinho também fica uma delícia coberto com raspas de chocolate, cacau em pó ou nibs de cacau!

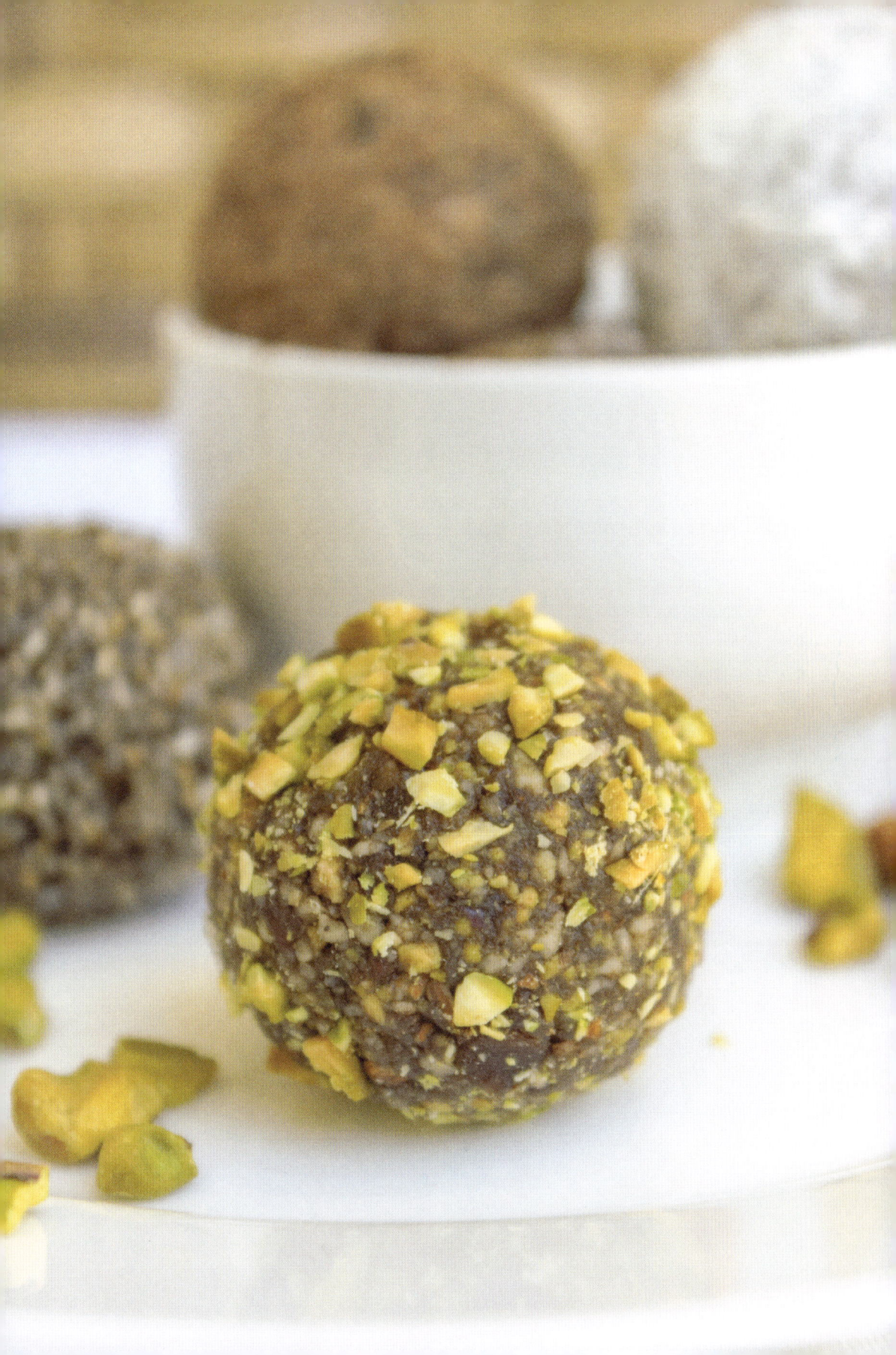

Docinho cítrico de amêndoa

Tempo: 10 min

Rende: 12 unidades

Ingredientes

½ xícara de amêndoa
½ xícara de tâmara sem caroço ou 5 tâmaras medjool
2 colheres (sopa) de sumo de limão ou laranja
Raspas da casca de 1 limão ou laranja
2 colheres (sopa) de coco ralado

Preparo

1. Em um processador ou liquidificador, triture a amêndoa.

2. Acrescente a tâmara e bata novamente.

3. Adicione o sumo e as raspas de limão ou laranja e bata mais um pouco. Se estiver difícil de dar liga, acrescente mais 1 ou 2 colheres (sopa) de sumo de limão ou laranja.

4. Bata até formar uma massa uniforme.

5. Enrole os docinhos e cubra com o coco ralado.

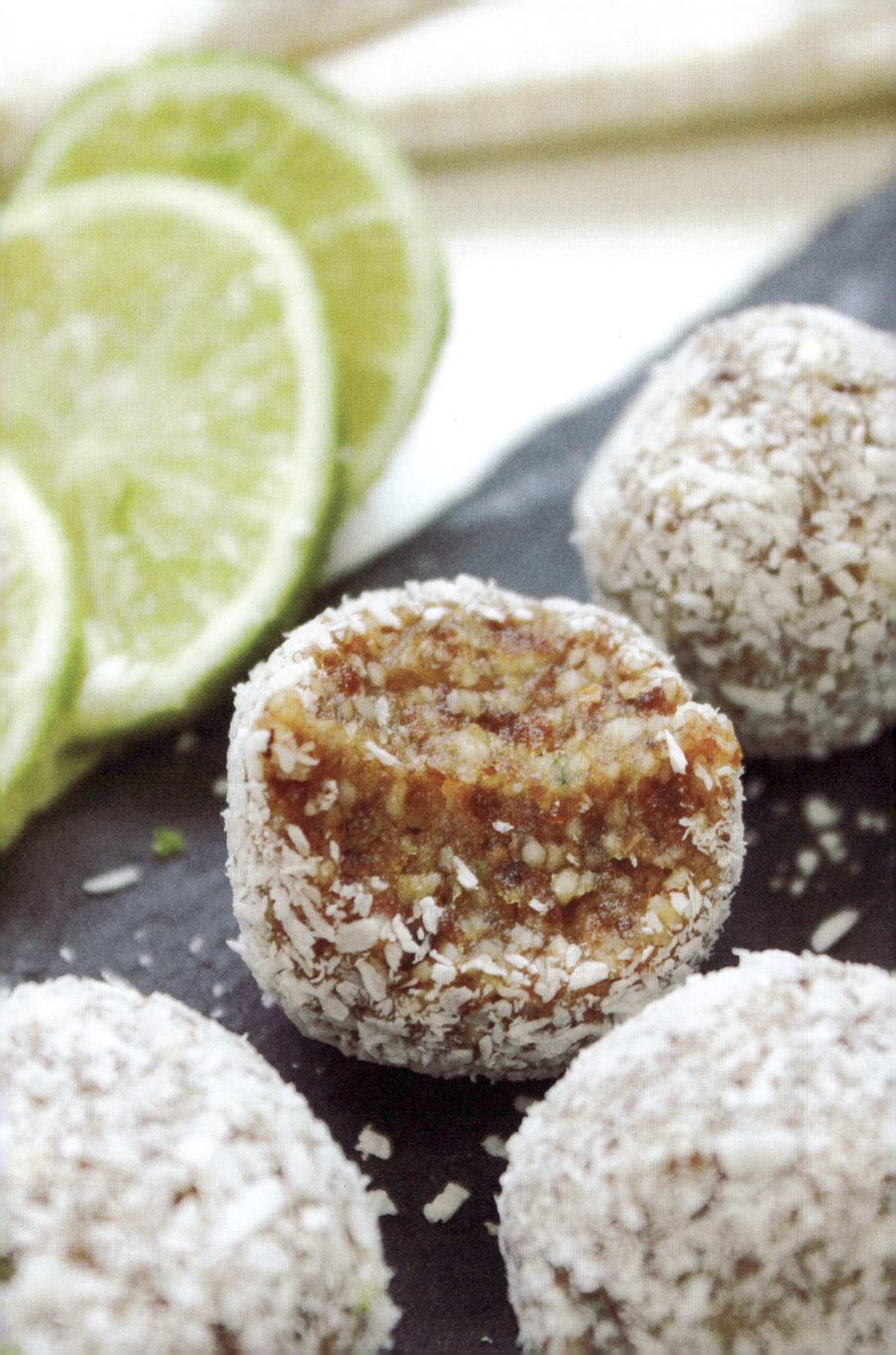

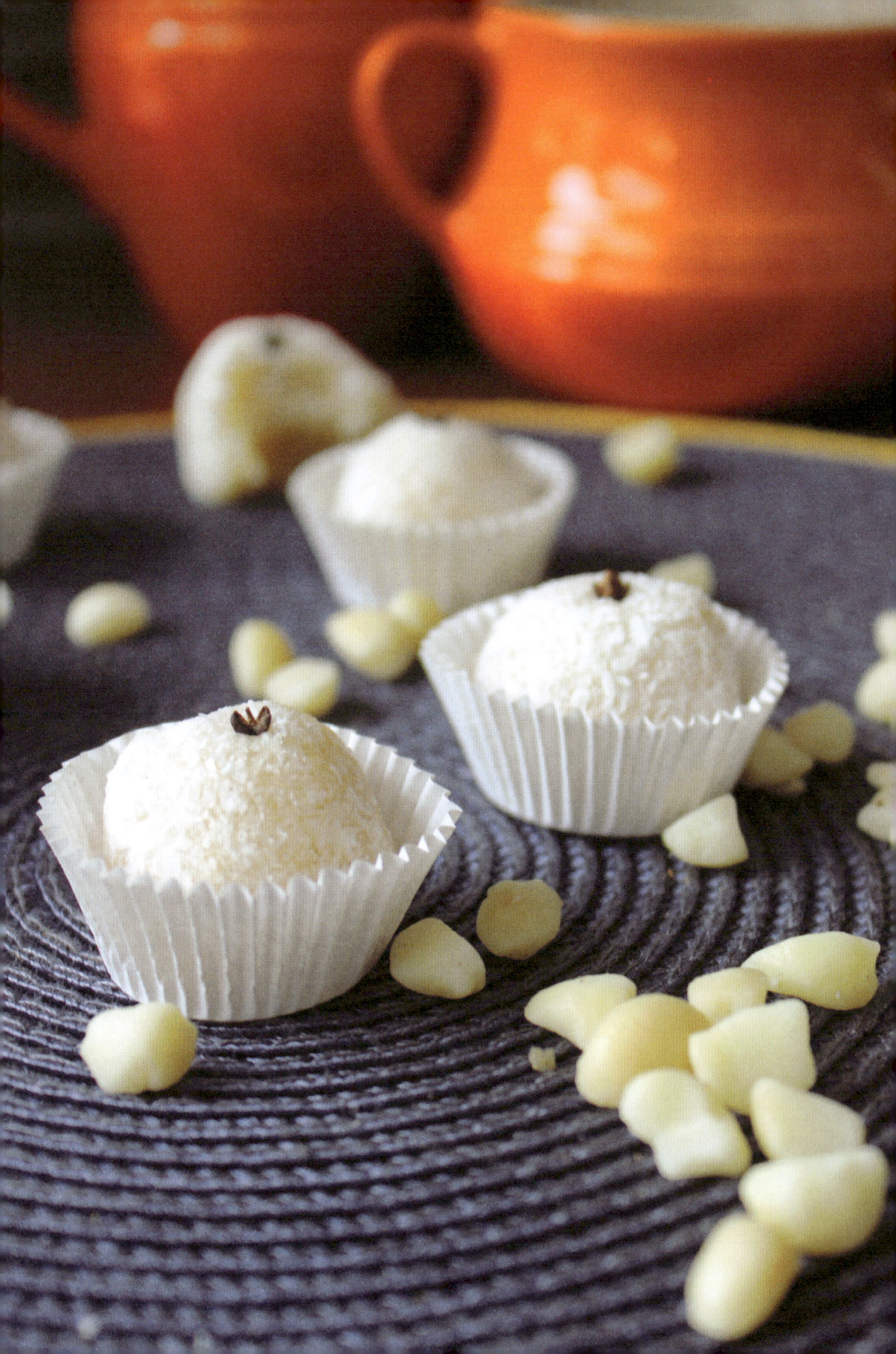

Beijinho de macadâmia

Tempo: 30 min + 40 min para resfriar

Rende: 12 unidades

Ingredientes

1 xícara de macadâmia crua sem sal
1 xícara de água quente
2 colheres (sopa) de leite de coco em pó
2 colheres (sopa) de biomassa de banana verde (p. 32) (opcional)
¼ de xícara de coco ralado seco + um pouco para cobrir
½ xícara de açúcar demerara
Cravo para finalizar

Preparo

1. No liquidificador, bata a macadâmia e a água quente até obter um líquido homogêneo cremoso e branco.

2. Em uma panela grande com tampa, coloque o creme de macadâmia, o leite de coco em pó, a biomassa, ¼ de xícara de coco e o açúcar.

3. Deixe apurar até começar a secar e obter uma massa densa que desgrude do fundo da panela, o que leva cerca de 10 minutos.

4. Mexa constantemente, para não queimar, por mais cerca de 10 minutos.

5. Leve à geladeira ou ao freezer até esfriar.

6. Molde as bolinhas, passe no coco ralado e finalize com o cravo. Armazene na geladeira.

Inclua macadâmia no seu dia a dia! Ela tem um alto potencial anti-inflamatório e é uma ótima fonte de gordura monoinsaturada – protetora do coração. É também uma boa fonte vegetal de proteína e de fibras!

Ser saudável é uma delícia — 55 receitas doces

Naked cake de cenoura

Tempo: 1 h
Rende: 10 fatias

Ingredientes

Massa

Óleo de coco para untar
1 xícara de farinha de arroz + um pouco para polvilhar a fôrma
1 xícara de farinha de amêndoa
1 colher (chá) de bicarbonato de sódio
2 colheres (chá) de canela em pó
½ xícara de noz (ou castanha-do--pará ou amêndoa ou noz-pecã)
1 pitada de sal
2 colheres (chá) de fermento em pó
½ xícara de purê de maçã (p. 116) (ou purê de tâmara - p. 116 - ou biomassa de banana verde - p. 32)
4 ovos
¾ de xícara de óleo de coco
1 ¾ xícara de açúcar mascavo
3 xícaras de cenoura ralada fina
Raspas da casca de 1 laranja

Cobertura e recheio

400 g de iogurte grego natural
2 colheres (sopa) de açúcar demerara
2 colheres (chá) de extrato de baunilha (p. 39)
Amêndoas em lâmina para finalizar
1 canela em pau para decorar

Preparo

Massa

1. Preaqueça o forno a 180 °C.

2. Unte duas fôrmas de 20 centímetros redondas com óleo de coco e polvilhe com farinha. Reserve.

3. Em uma tigela grande, peneire a farinha de arroz e misture com a farinha de amêndoa, o bicarbonato, a canela, as castanhas, o sal e o fermento. Reserve.

4. Em outra tigela, coloque o purê de maçã, os ovos, o óleo e o açúcar, e bata com um mixer até formar um creme fofo.

5. Junte a mistura dos secos ao creme e bata com o mixer até ficar homogêneo.

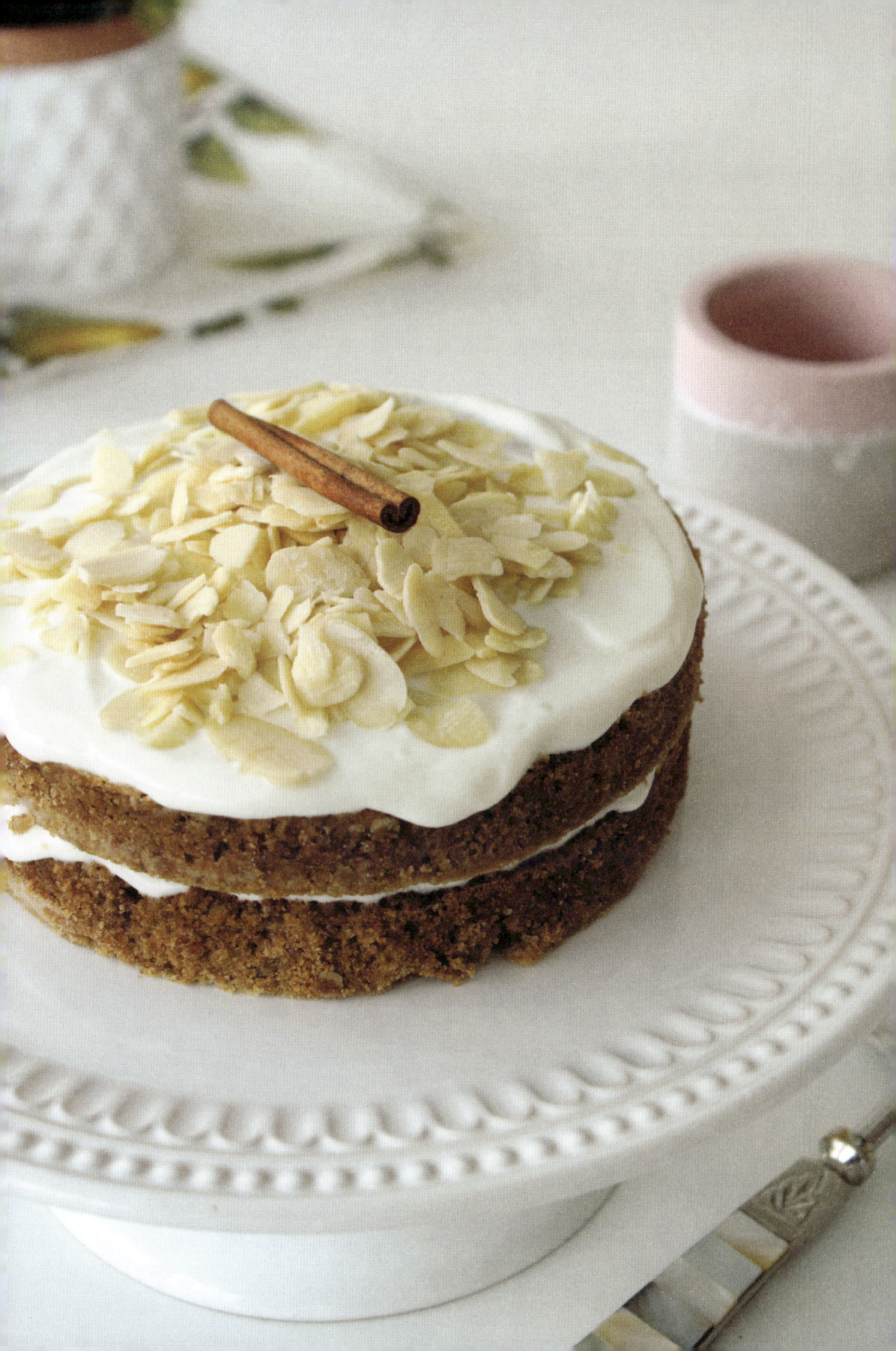

6. Acrescente a cenoura ralada e as raspas de laranja e misture com uma espátula.

7. Transfira a massa para as fôrmas untadas e asse por cerca de 40 minutos, ou até que, ao espetar um palito no centro da massa, ele saia seco.

Cobertura e recheio

1. Na batedeira, coloque o iogurte, o açúcar e a baunilha.

2. Bata até formar um creme claro e fofo.

3. Quando os bolos estiverem frios, espalhe metade do creme sobre eles e coloque um sobre o outro para formar um bolo de duas camadas.

4. Finalize colocando por cima o restante do creme, as amêndoas em lâmina e um pau de canela.

As nozes são fonte de vitamina E, um antioxidante natural que ajuda a combater os radicais livres. Seu consumo regular melhora a memória e tem efeito protetor para o coração. As cenouras enriquecem o bolo com fibras e vitaminas e diminuem a densidade calórica da receita.

Purê de maçã

Ingredientes

140 g de maçã descascada e sem sementes, cortada em cubos
5 colheres (sopa) de água

Preparo

1. Em uma frigideira antiaderente, coloque a maçã e a água. Tampe e cozinhe em fogo médio por cerca de 4 minutos.

2. Transfira a maçã para uma tigela e bata com um mixer até adquirir a consistência de purê.

Purê de tâmara

Ingredientes

4 tâmaras medjool
⅓ de xícara de água

Preparo

1. Em uma tigela, junte as tâmaras e a água.

2. Bata com o mixer até adquirir a consistência de um purê.

Bolo de chocolate com coco

Tempo: 1 h
Rende: 10 fatias

Ingredientes

Massa
4 ovos
1 xícara de farinha de arroz
¾ de xícara de farinha de amêndoa
¼ de xícara de fécula de batata
¾ de xícara de cacau em pó (p. 155) + um pouco para polvilhar as fôrmas
1 ½ xícara de açúcar mascavo (ou demerara ou de coco)
200 ml de leite de coco encorpado (p. 30)
½ xícara de óleo de coco
2 colheres (sopa) de fermento em pó

Recheio
200 ml de leite de coco
1 colher (sopa) de manteiga de coco ou óleo de coco
2 colheres (sopa) de açúcar demerara
¾ de xícara de coco ralado grosso

Cobertura
100 g de chocolate 70% cacau picado
Polpa de 1 coco fresco

Preparo

Massa

1. Preaqueça o forno a 180 °C.

2. Separe as claras das gemas.

3. Bata as claras em neve e reserve.

4. Em uma tigela, misture os ingredientes secos, exceto o fermento.

5. Acrescente as gemas, o leite de coco e o óleo de coco e misture bem.

6. Misture as claras em neve na massa com o auxílio de uma espátula.

7. Acrescente o fermento e misture.

Ser saudável é uma delícia
55 receitas doces

8. Distribua a massa em 2 fôrmas redondas de 20 centímetros untadas com óleo de coco e polvilhadas com cacau em pó.

9. Asse por aproximadamente 30 minutos, ou até que, ao espetar um palito, ele saia limpo.

Recheio

1. Em uma panela, coloque o leite de coco, a manteiga de coco e o açúcar.

2. Mexa até encorpar.

3. Acrescente o coco ralado e cozinhe por mais 2 minutos.

4. Cubra um dos bolos com o recheio e coloque o outro bolo sobre ele.

Cobertura

1. Em um recipiente de vidro, derreta o chocolate em banho-maria ou no micro-ondas (p. 154).

2. Quando estiver derretido, cubra a parte de cima do bolo.

3. Corte a polpa do coco em fitas com um descascador de legumes e decore o bolo.

> A qualidade do cacau interfere no sabor e na textura da receita, portanto utilize cacau de boa procedência.

> Manteiga de coco e óleo de coco são ingredientes diferentes. A receita funciona com os dois, a diferença é que com a manteiga o recheio fica mais encorpado.

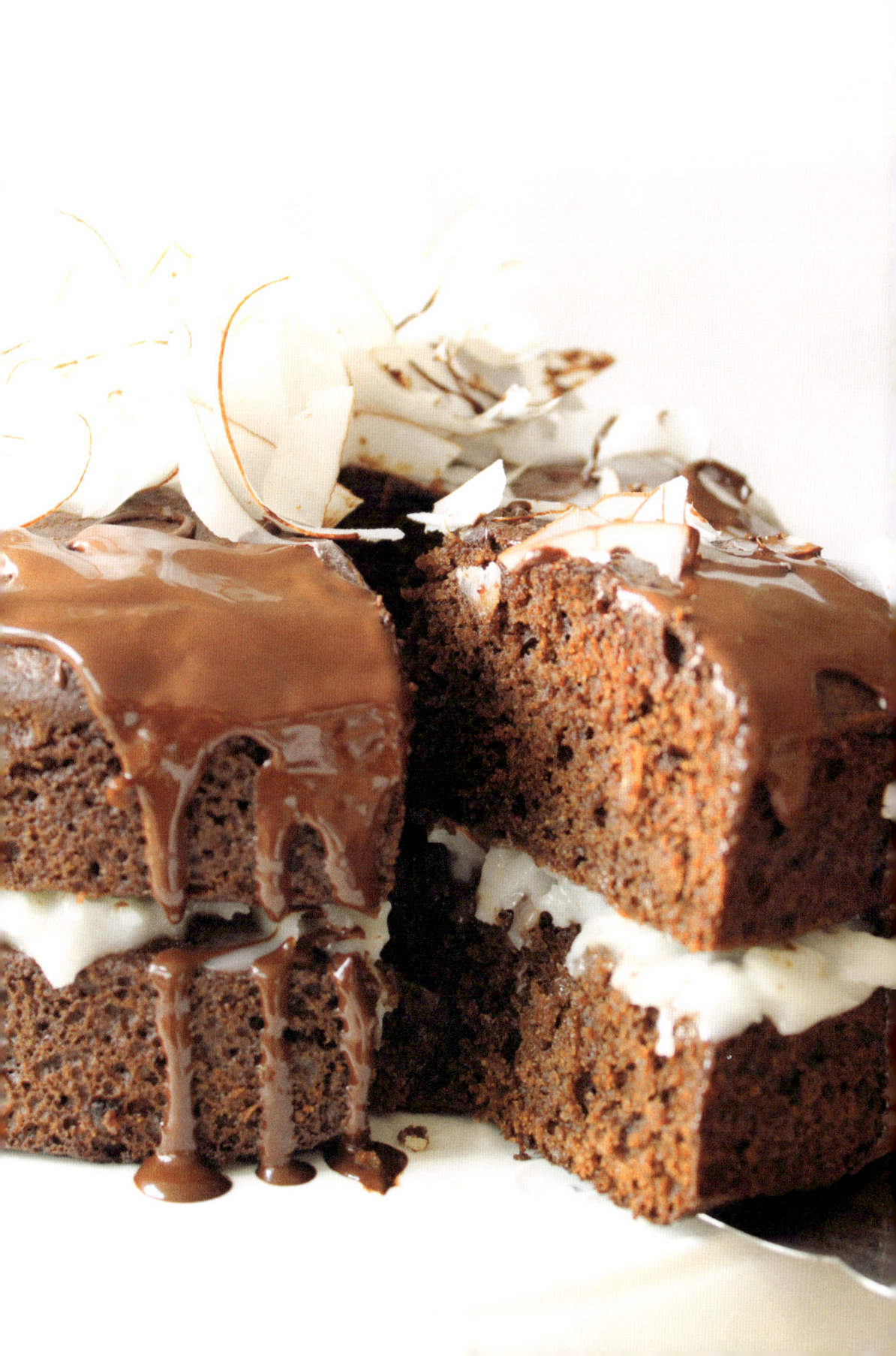

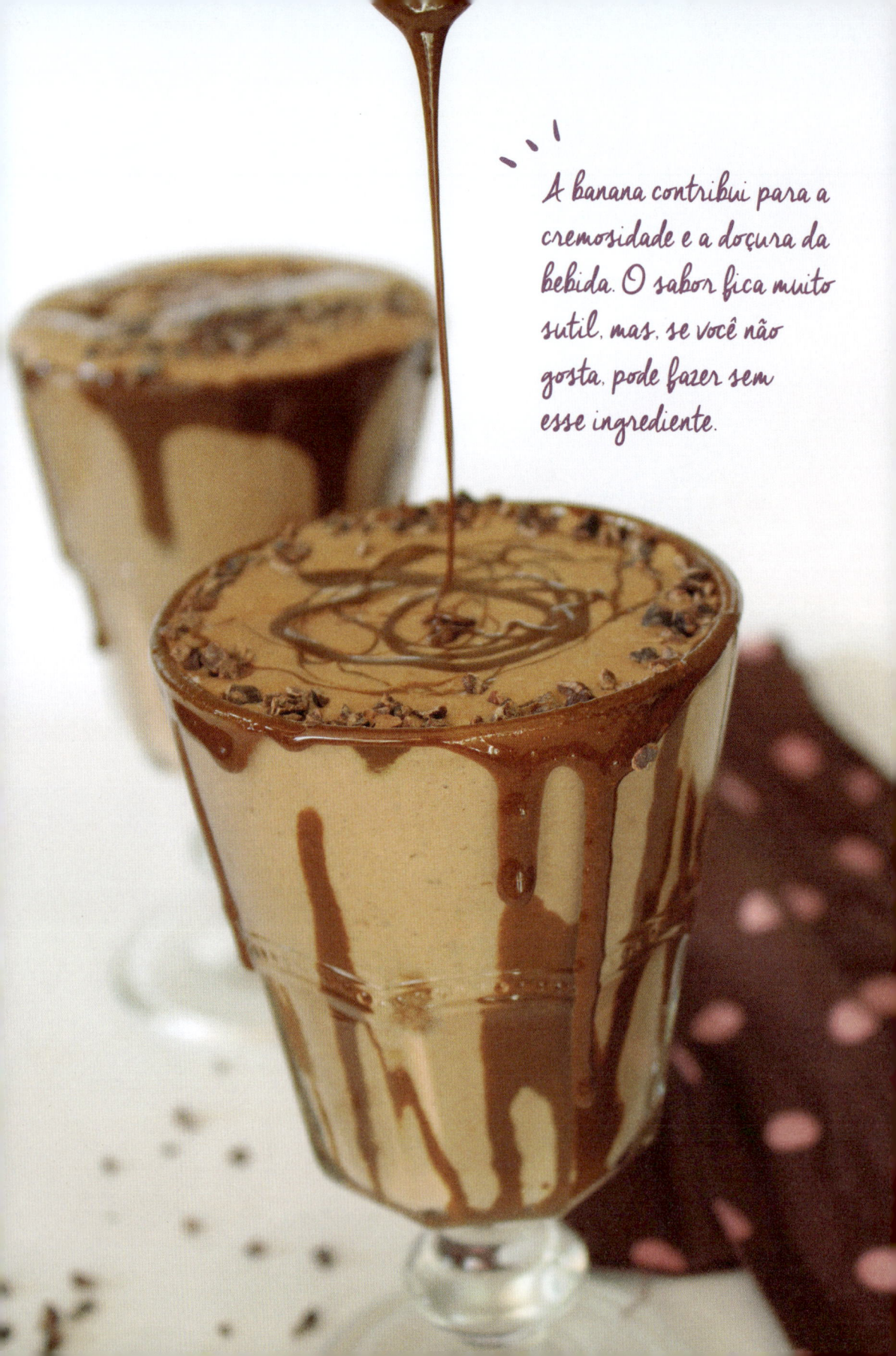

A banana contribui para a cremosidade e a doçura da bebida. O sabor fica muito sutil, mas, se você não gosta, pode fazer sem esse ingrediente.

Milk-shake

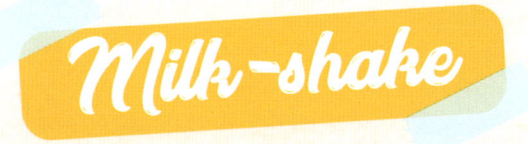

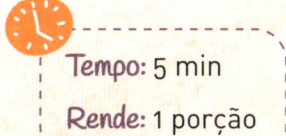

Tempo: 5 min
Rende: 1 porção

Ingredientes

Bebida
300 ml de leite de amêndoa gelado (p. 29)
1 medida (30 g) de proteína (whey protein) sabor baunilha ou chocolate
3 colheres (sopa) de achocolatado natural ou 1 colher (sopa) de cacau em pó (p. 155)
1 colher (chá) de extrato de baunilha (p. 39)
4 tâmaras (2 se forem medjool) ou ½ colher (sopa) de melado
4 pedras de gelo
1 banana congelada (opcional)

Cobertura
2 colheres (sopa) de melado
1 colher (sopa) de achocolatado orgânico ou 1 colher (chá) de cacau em pó.
1 colher (sopa) de nibs de cacau

Para a versão vegana, usar veggie protein.

Preparo

Bebida
No liquidificador, bata todos os ingredientes, até que a mistura fique bem cremosa.

Cobertura
1. Misture o melado com o achocolatado.

2. Decore a taça com metade da cobertura.

3. Despeje a bebida na taça.

4. Finalize com o restante da cobertura e os nibs de cacau.

Whey, veggie e beef protein são conhecidos como suplementos para praticantes de atividade física, mas podem ser usados para adicionar proteína a uma refeição pobre nesse nutriente. Além disso, dão cremosidade ao milk-shake (especialmente o whey e o beef).

Ser saudável é uma delícia
55 receitas doces

Gelatina de uva

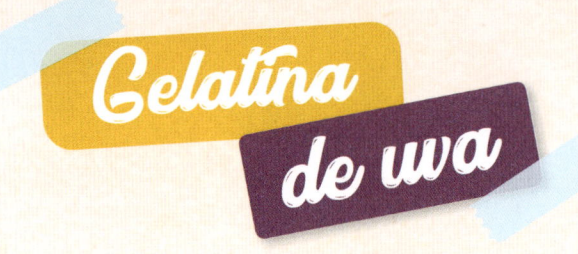

Receita 1

Tempo: 5 min + 2 h para resfriar
Rende: 6 porções

Ingredientes

1 envelope (12 g) de gelatina em pó incolor
5 colheres (sopa) de água fria
350 ml de suco de uva integral

Preparo

1. Em uma tigela pequena, misture a gelatina com a água.

2. Leve ao fogo baixo ou ao micro-ondas por, aproximadamente, 15 segundos para dissolver. Cuidado para não ferver a gelatina, ou ela perde seu poder de gelificar.

3. No liquidificador ou mixer, bata a gelatina com o suco de uva.

4. Coloque no recipiente desejado e leve à geladeira até adquirir uma consistência firme.

Receita 2

Tempo: 15 min
Rende: 6 porções

Ingredientes

3 a 5 g de ágar-ágar
560 ml de suco de uva integral

Preparo

1. Dissolva o ágar-ágar na metade do suco de uva.

2. Aqueça em fogo brando, mexendo por 3 minutos após levantar fervura.

3. Retire do fogo e adicione o restante do suco, mexendo para que fique homogêneo.

4. Coloque no recipiente desejado e aguarde até adquirir a consistência de gelatina. Após cerca de 10 minutos ela estará pronta, sem precisar ir à geladeira.

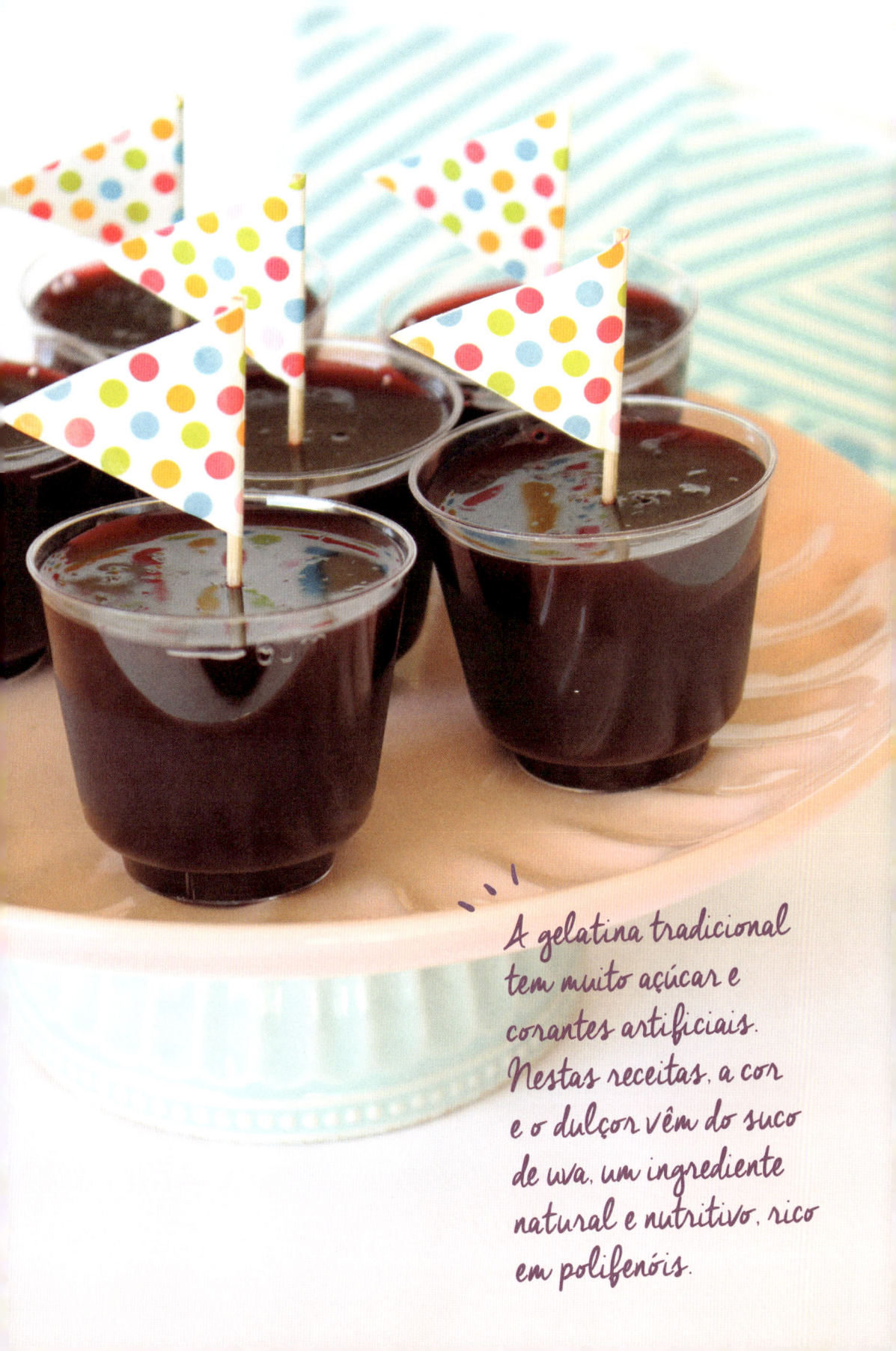

A gelatina tradicional tem muito açúcar e corantes artificiais. Nestas receitas, a cor e o dulçor vêm do suco de uva, um ingrediente natural e nutritivo, rico em polifenóis.

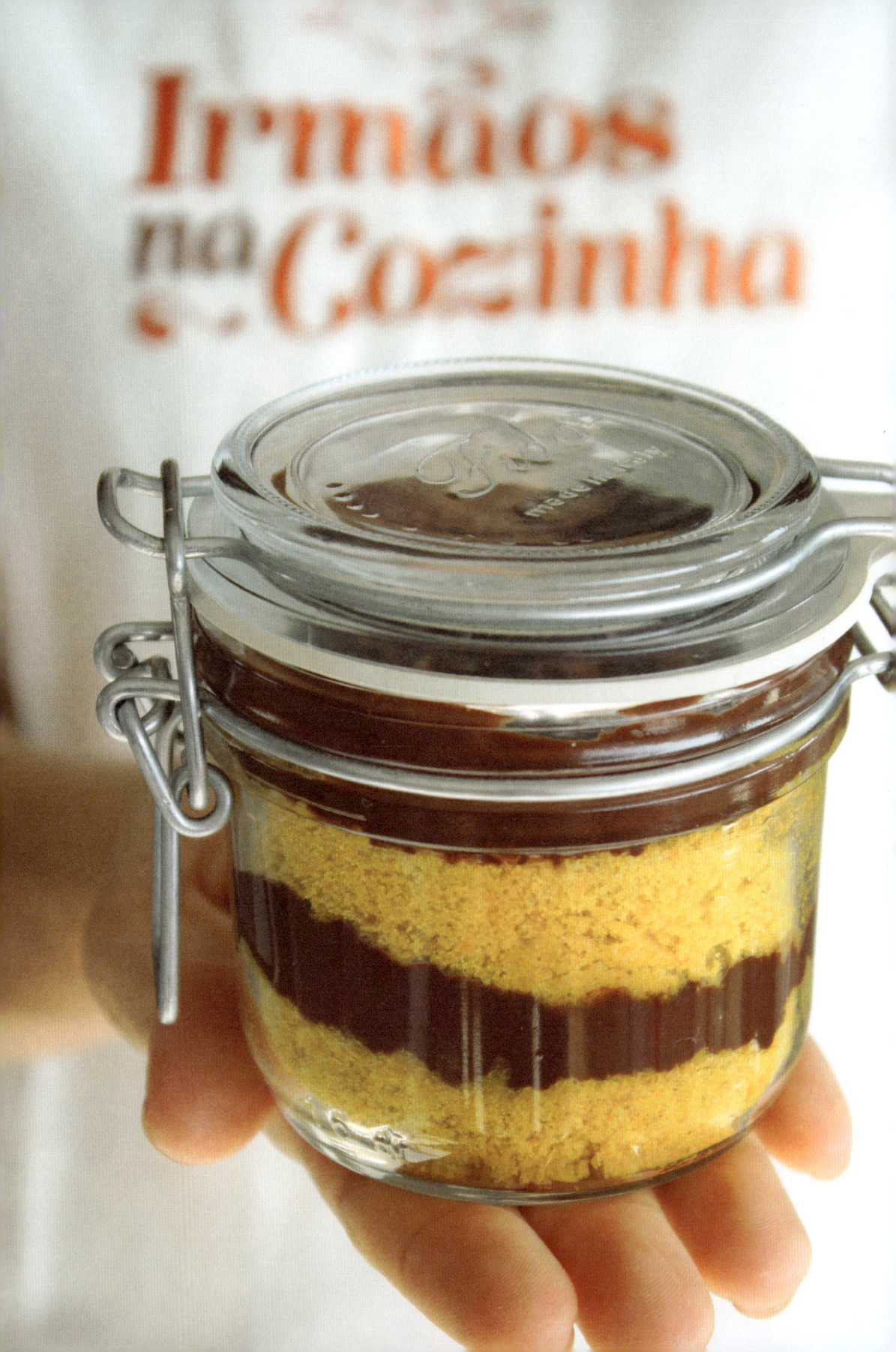

Bolo de cenoura de pote

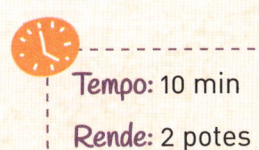

Ser saudável é uma delícia
55 receitas doces

Tempo: 10 min
Rende: 2 potes

Leia mais sobre aveia e glúten (p. 154).

Ingredientes

Massa
1 ovo
1 cenoura crua picada
2 colheres (sopa) de óleo de coco ou azeite
¼ de xícara de açúcar demerara
¾ de xícara de farinha de aveia
½ colher (sopa) de fermento em pó

Ganache
100 g de chocolate 70% cacau picado
50 ml de leite de coco (p. 30)
Nibs de cacau (opcional)

Preparo

Massa

1. No liquidificador, bata o ovo, a cenoura, o óleo e o açúcar.

2. Acrescente a farinha e bata até ficar homogêneo.

3. Adicione o fermento e misture com uma espátula.

4. Unte um refratário de vidro de 12 × 6 centímetros e coloque a massa nele.

5. Leve ao micro-ondas por 2 minutos.

6. Espere alguns minutos e desenforme.

Ganache

1. Em um recipiente de vidro, derreta o chocolate em banho-maria ou no micro-ondas (p. 154).

2. Misture com o leite de coco e com o chocolate derretido.

Montagem

1. Em um pote de sua preferência, alterne camadas de bolo e de ganache.

2. Se desejar, finalize polvilhando com nibs de cacau.

A massa do bolo crua deve chegar só até a metade da altura do refratário, para não transbordar enquanto assa.

Um final feliz: chocolate!

Brigadeirão

Tempo: 50 min + 30 min para resfriar
Rende: 4 porções

Ingredientes

Brigadeirão

½ xícara de leite condensado de amêndoa (p. 35)
¼ de xícara de cacau em pó (p. 155)
½ xícara de leite de coco encorpado (p. 30)
2 ovos
Óleo de coco para untar
Açúcar demerara para polvilhar

Cobertura

100 g de chocolate 70% cacau picado + um pouco para salpicar
Nozes picadas e nibs de cacau para finalizar

A receita tradicional tem um teor elevado de açúcar e gordura. Nesta versão, o dulçor do leite condensado caseiro é suficiente para adoçá-lo, e a gordura do leite de coco combinada com os ovos basta para dar a textura característica desse doce!

Preparo

Brigadeirão

1. Preaqueça o forno a 180 °C.

2. Unte forminhas de quindim com óleo de coco e polvilhe açúcar.

3. Bata todos os ingredientes no liquidificador.

4. Distribua a massa nas fôrmas e leve ao forno por 40 minutos em banho-maria – isto é, com as forminhas dentro de uma assadeira grande com um dedo de água.

5. Espere esfriar um pouco e desenforme. Leve à geladeira.

Cobertura

1. Em um recipiente de vidro, derreta o chocolate em banho-maria ou no micro-ondas (p. 154).

2. Antes de servir, finalize o doce derramando o chocolate derretido sobre ele e salpicando nozes e chocolate picado.

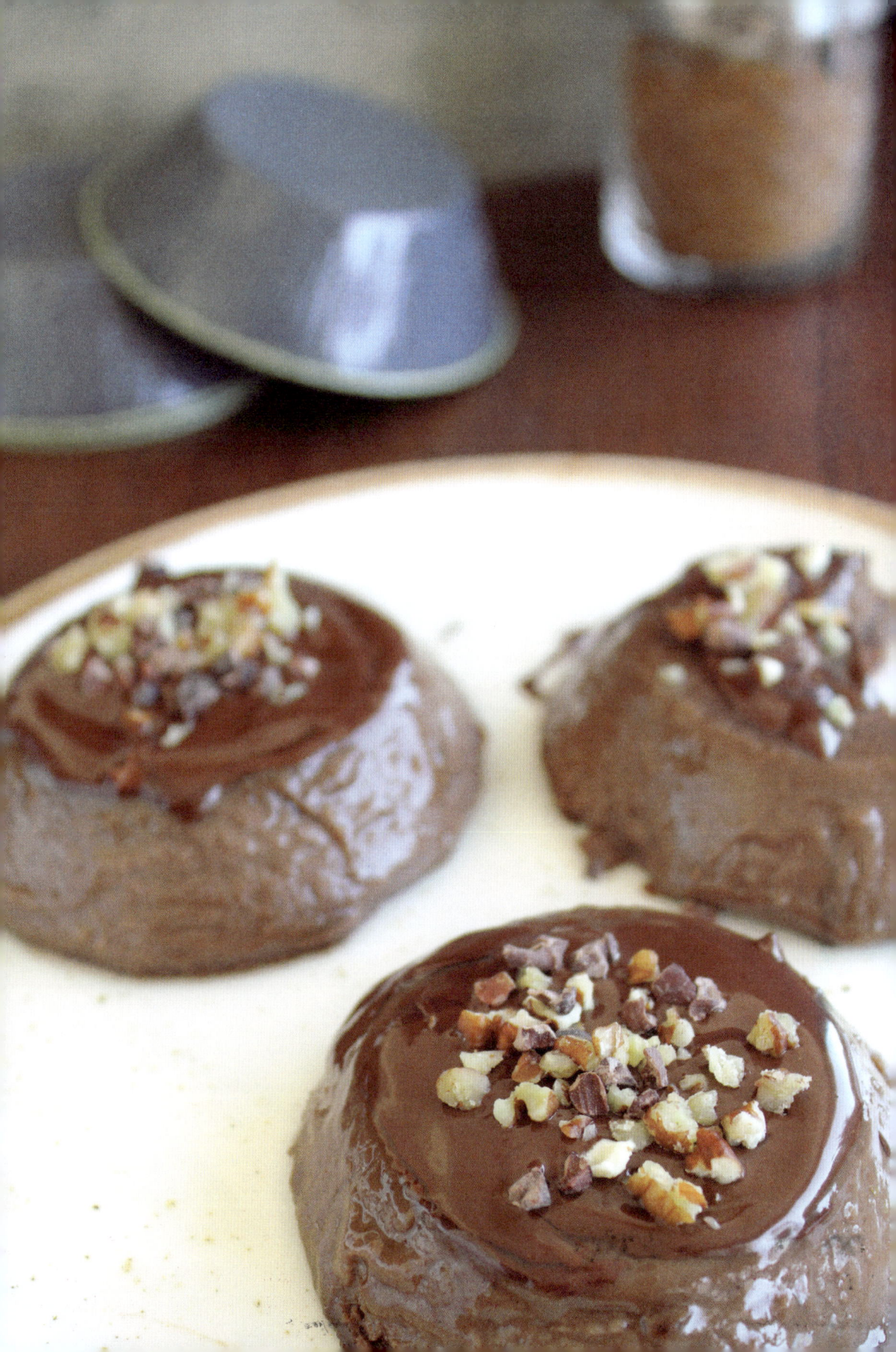

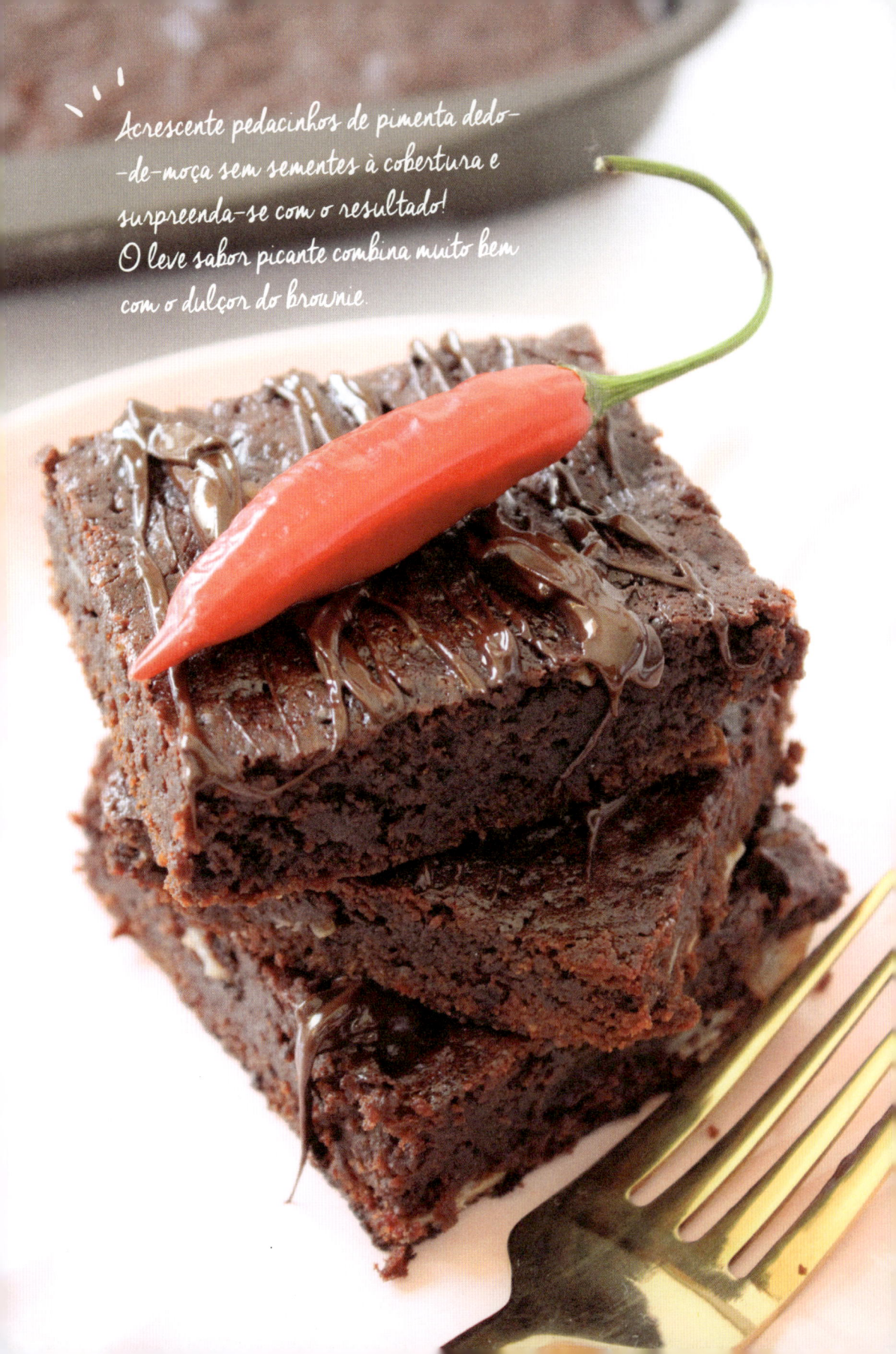

Acrescente pedacinhos de pimenta dedo-de-moça sem sementes à cobertura e surpreenda-se com o resultado! O leve sabor picante combina muito bem com o dulçor do brownie.

Brownie

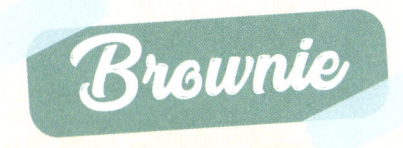

Ser saudável é uma delícia
55 receitas doces

Tempo: 20 min + 30 min para assar
Rende: 9 porções

Ingredientes

Massa
- 150 g de beterraba cozida sem casca
- 180 g de chocolate 70% cacau picado
- 100 g de manteiga ghee (p. 36) ou manteiga tradicional sem sal
- 1 xícara de açúcar demerara
- 3 ovos
- 1 colher (chá) de extrato de baunilha (p. 39) (opcional)
- 5 colheres (sopa) de farinha de arroz
- ¾ de colher (chá) de goma xantana
- 1 pitada de sal
- ¼ de xícara de lascas de amêndoa ou castanha picada

Cobertura
- 100 g de chocolate 70% cacau picado

Preparo

Massa

1. Preaqueça o forno a 180 °C.

2. Unte uma fôrma média (27,5 × 23 cm).

3. Em um processador, bata a beterraba cozida. Reserve.

4. Em um recipiente de vidro, derreta o chocolate e a manteiga em banho-maria ou no micro-ondas (p. 154).

5. Retire do fogo e acrescente a beterraba batida, o açúcar, os ovos e o extrato de baunilha. Misture bem e reserve.

6. Em uma tigela, misture a farinha de arroz, a goma xantana e o sal.

7. Misture os ingredientes secos ao creme de chocolate, acrescente as lascas de amêndoa e misture até que fique uniforme.

8. Coloque a massa na fôrma e asse por cerca de 30 minutos.

9. Espere esfriar e desenforme.

Cobertura

1. Em um recipiente de vidro, derreta o chocolate em banho-maria ou no micro-ondas (p. 154) e cubra o brownie com ele.

Trufa de chocolate

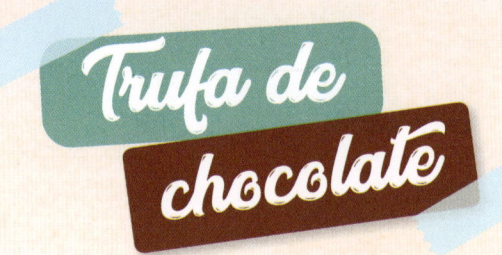

Tempo: 15 min + 15 min para gelar
Rende: 8 unidades

Ingredientes

85 g de chocolate 70% cacau picado
6 tâmaras medjool ou 15 tâmaras pequenas sem caroço
3 colheres (sopa) de farinha de amêndoa
Cacau em pó ou matchá (chá verde em pó) para a cobertura

Para uma versão vegana e sem leite de vaca, certifique-se de que o chocolate utilizado não contenha leite. Para a versão sem açúcar, certifique-se de que o chocolate não contenha açúcar.

Preparo

1. Derreta o chocolate no micro-ondas ou em banho-maria (p. 154). Reserve.

2. No processador, bata a tâmara até virar uma pasta.

3. Acrescente a farinha e bata mais um pouco.

4. Junte o chocolate derretido e processe até obter uma massa homogênea.

5. Umedeça as mãos com água e enrole as bolinhas.

6. Leve ao congelador por 15 minutos.

7. Ao retirar do congelador, molde melhor as bolinhas, se necessário, e passe na cobertura de sua preferência.

8. Armazene na geladeira.

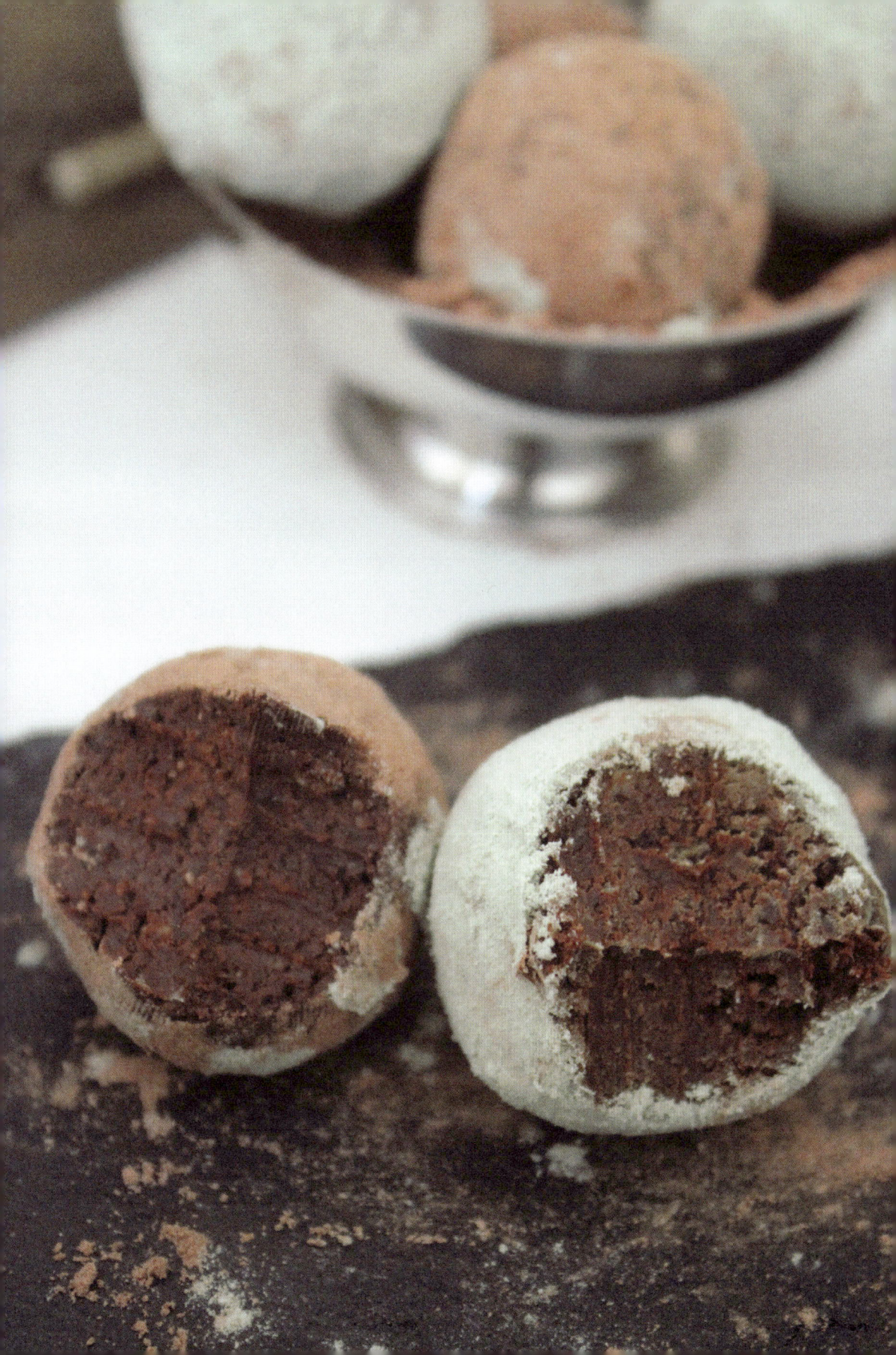

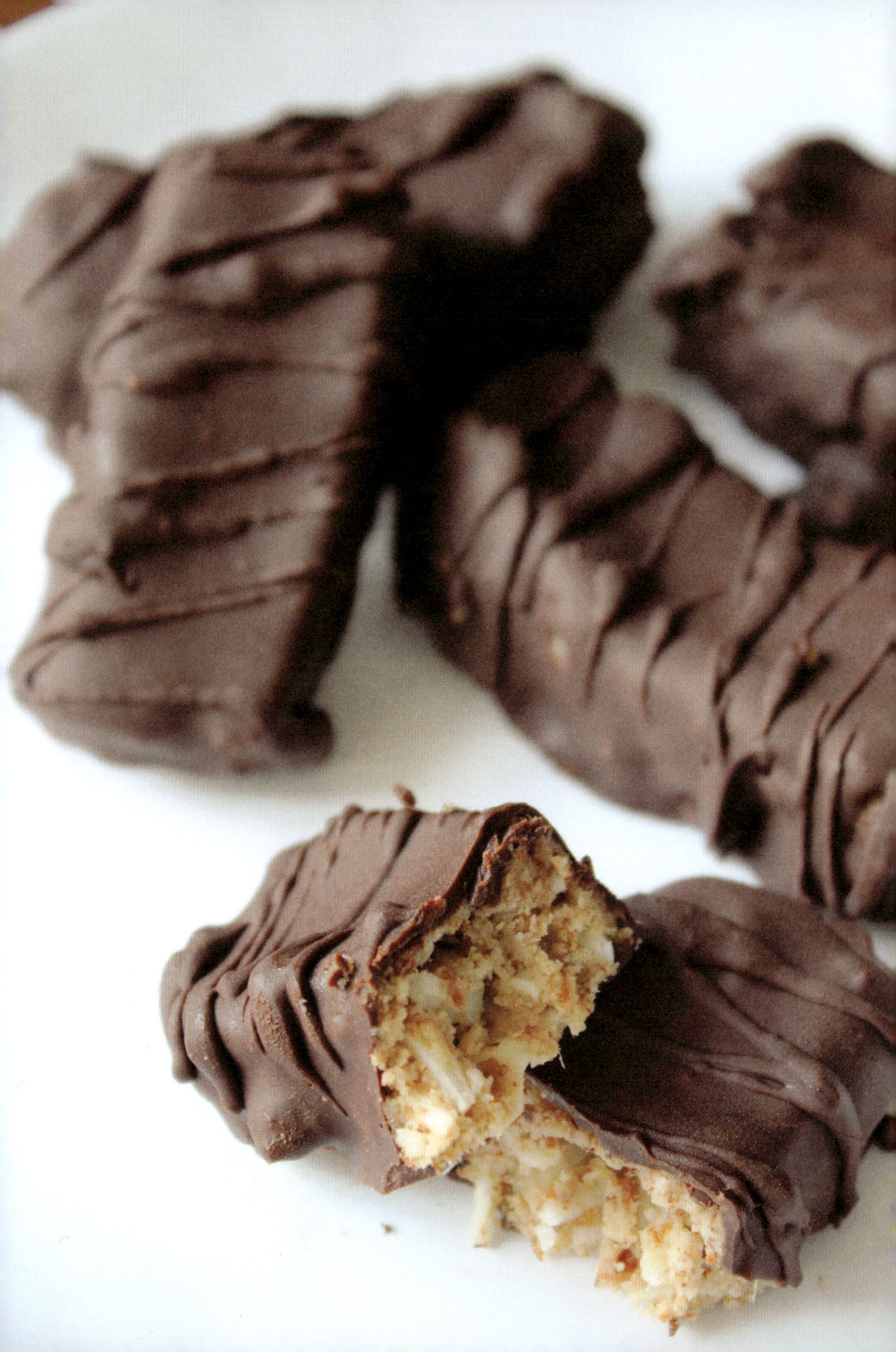

Bombom surpresa

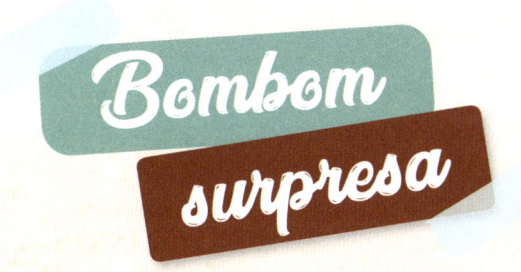

Tempo: 1 h
Rende: 6 porções

Ingredientes

½ xícara de resíduo do leite de amêndoa (ou de outra oleaginosa) (p. 29)
½ xícara de coco ralado
3 tâmaras medjool ou 6 tâmaras pequenas sem caroço
1 colher (chá) de extrato de baunilha (p. 39)
150 g de chocolate 70% cacau picado

Preparo

1. No processador, bata todos os ingredientes, exceto o chocolate. Se estiver difícil de bater, acrescente um pouco do leite de amêndoa.

2. Com as mãos, molde em formato de bombons.

3. Coloque em um prato coberto com uma folha de silicone ou papel-manteiga.

4. Leve ao congelador por aproximadamente 20 minutos, para que fique firme.

5. Derreta o chocolate em banho-maria ou micro-ondas (p. 154). Para um acabamento mais brilhante e estável, é recomendável fazer a temperagem (p. 155).

6. Mergulhe os bombons no chocolate derretido e leve à geladeira até que endureçam.

7. Decore com mais uma camada de chocolate derretido, derramando-o com uma colher para fazer riscos por cima dos bombons.

8. Armazene os bombons na geladeira.

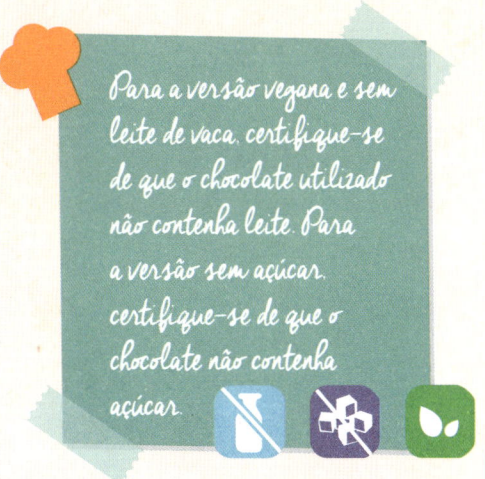

Para a versão vegana e sem leite de vaca, certifique-se de que o chocolate utilizado não contenha leite. Para a versão sem açúcar, certifique-se de que o chocolate não contenha açúcar.

Ser saudável é uma delícia
55 receitas doces

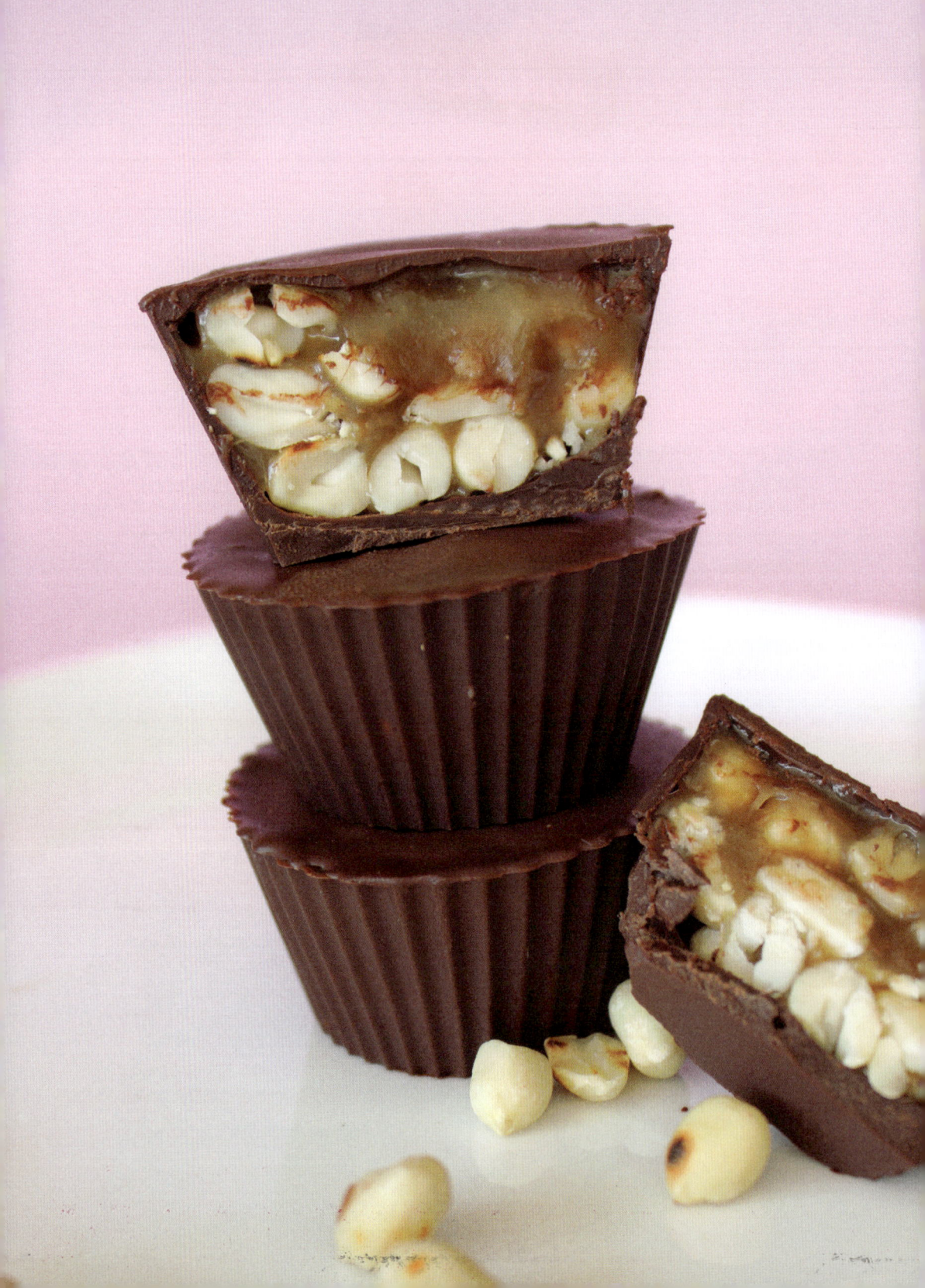

Bombom de caramelo e amendoim

Tempo: 1 h
Rende: 5 porções

Ingredientes

½ xícara de amendoim sem pele e sem casca
200 ml de leite de coco (p. 30)
½ xícara de açúcar de coco
120 g de chocolate 70% cacau picado

Preparo

1. Em uma frigideira, toste o amendoim. Reserve.

2. Para o caramelo, coloque o leite de coco e o açúcar de coco em uma panela e cozinhe em fogo médio, mexendo de vez em quando, até que fique cremoso. Reserve.

3. Derreta o chocolate em banho-maria ou no micro-ondas (p. 154). Para um acabamento mais brilhante e estável, é recomendável fazer a temperagem (p. 155).

4. Cubra forminhas de silicone para cupcake com o chocolate derretido.

5. Leve ao congelador por alguns minutos, até endurecer.

6. Cubra as forminhas com mais uma camada de chocolate derretido.

7. Leve ao congelador novamente, por mais alguns minutos.

8. Recheie as forminhas com o amendoim e o caramelo.

9. Tampe a forminha com uma camada de chocolate derretido e leve ao congelador até endurecer.

10. Armazene na geladeira ou no congelador e retire da fôrma no momento de consumir.

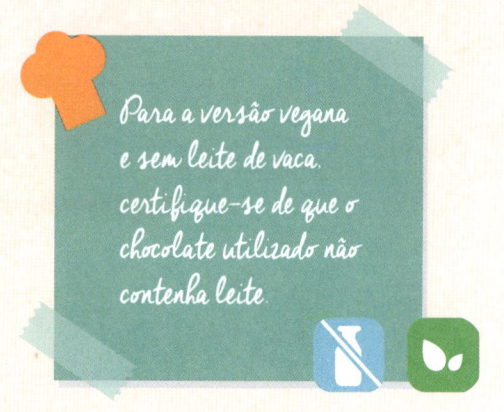

Para a versão vegana e sem leite de vaca, certifique-se de que o chocolate utilizado não contenha leite.

Barrinha de granola

Tempo: 15 min + 8 h para gelar
Rende: 6 porções

Ingredientes

60 g de chocolate 70% cacau picado
¾ de xícara de granola
½ colher (sopa) de mel ou melado de cana
1 colher (chá) de óleo de coco
⅓ de xícara de pasta integral de amendoim ou de amêndoa
1 colher (sopa) de pólen desidratado

Preparo

1. Em um recipiente de vidro, derreta o chocolate em banho-maria ou no micro-ondas (p. 154).

2. Misture a granola, o mel ou melado, o óleo e a pasta de amendoim ao chocolate já derretido.

3. Coloque em um prato forrado com papel-manteiga ou em um recipiente de silicone.

4. Cubra com o pólen desidratado.

5. Leve à geladeira ou ao congelador até endurecer.

6. Corte no formato de barrinhas e armazene na geladeira.

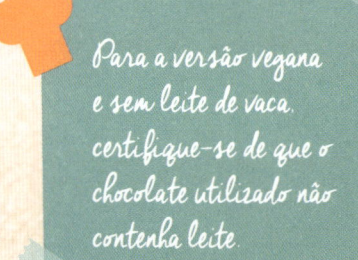

O pólen é o alimento das abelhas, uma superopção para enriquecer sua alimentação com micronutrientes. Ele fornece aminoácidos, flavonoides, vitaminas C e do complexo B, além de contribuir para a imunidade e a saúde da pele.

Para a versão vegana e sem leite de vaca, certifique-se de que o chocolate utilizado não contenha leite.

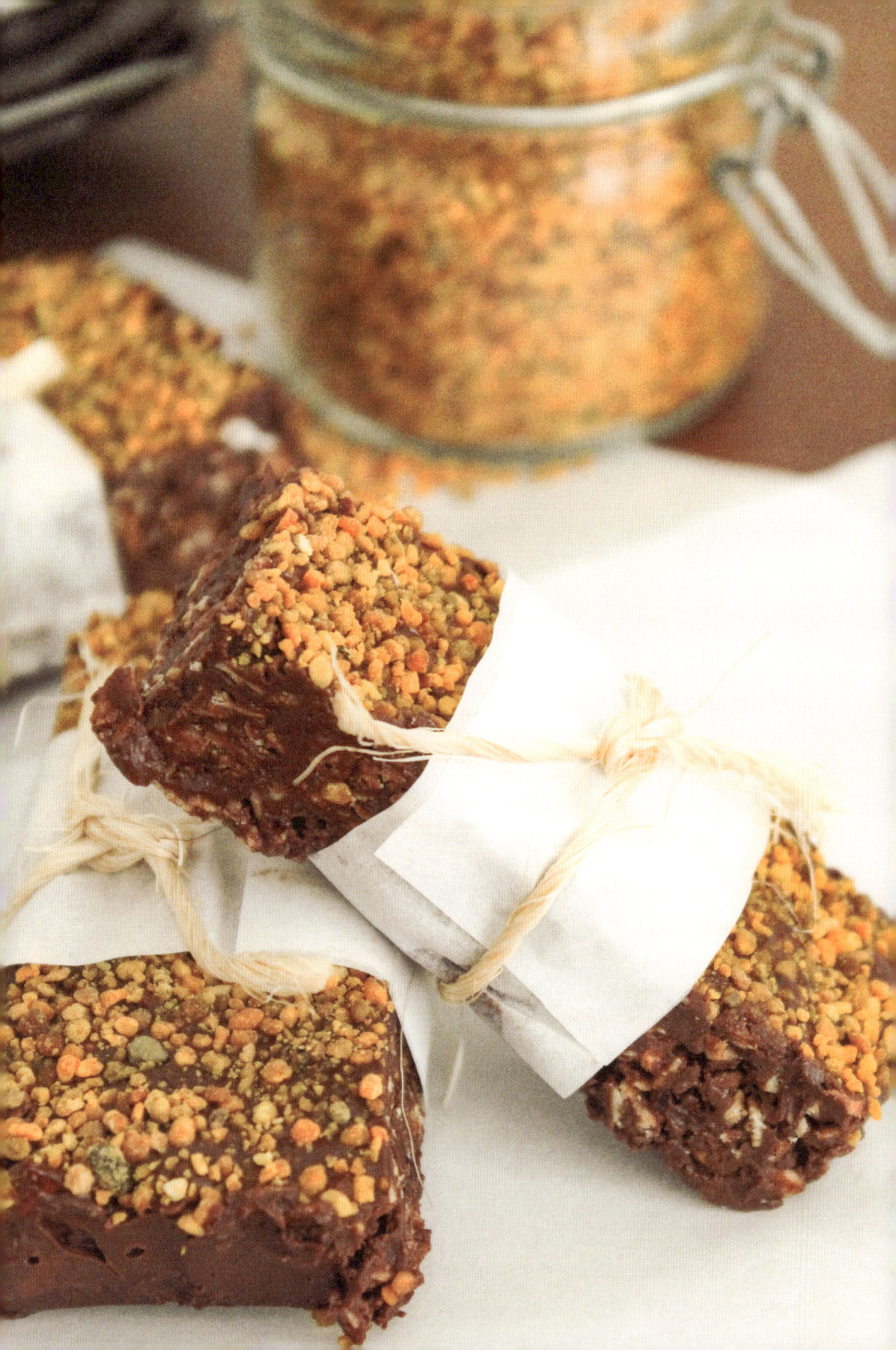

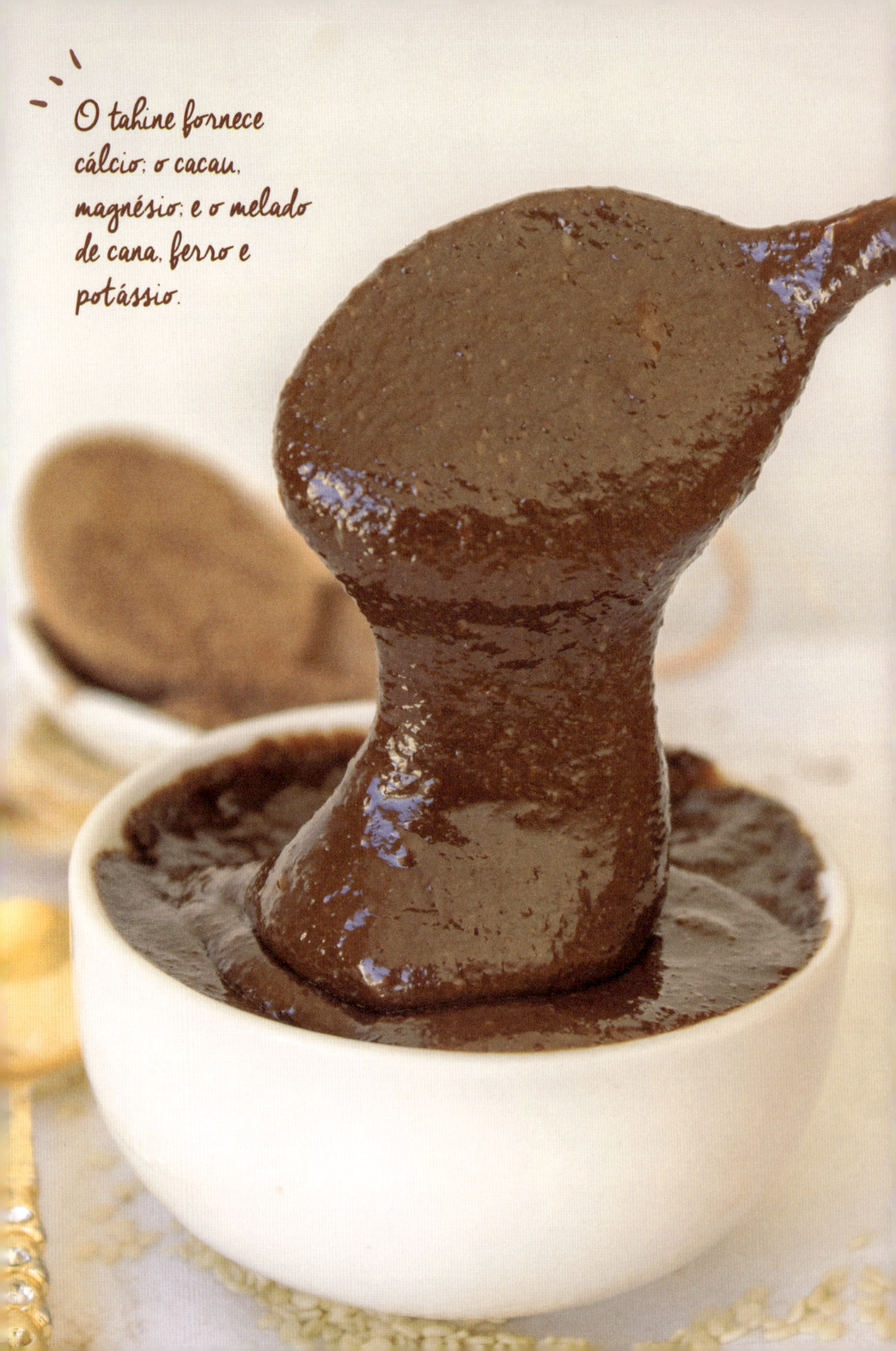

O tahine fornece cálcio; o cacau, magnésio; e o melado de cana, ferro e potássio.

Brigadeiro express de colher

Tempo: 5 min
Rende: 4 porções

Ingredientes

¼ de xícara de tahine (pasta de gergelim descascado)
¼ de xícara de achocolatado natural ou 2 colheres (sopa) de cacau em pó (p. 155)
2 colheres (sopa) de melado de cana
¼ de xícara de água

Preparo

1. Em uma tigela grande, misture todos os ingredientes com um batedor de arame.

2. Leve ao micro-ondas por cerca de 1 minuto, parando aos 30 segundos para mexer.

Para a versão vegana e sem leite de vaca, certifique-se de que o chocolate utilizado não contenha leite.

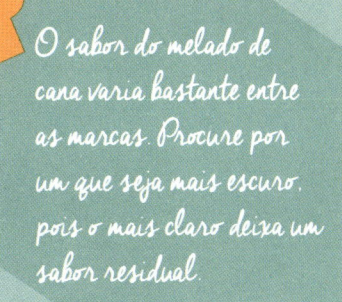

O sabor do melado de cana varia bastante entre as marcas. Procure por um que seja mais escuro, pois o mais claro deixa um sabor residual.

Crepe de frutas com ganache

Tempo: 10 min
Rende: 3 porções

Ingredientes

Crepe
- 2 claras
- 6 colheres (sopa) de iogurte natural
- 4 colheres (sopa) de polvilho doce
- 4 colheres (sopa) de farinha de aveia
- 2 colheres (sopa) de farinha de linhaça
- 4 colheres (sopa) de açúcar de coco
- 2 colheres (chá) de óleo de coco
- 1 pitada de fermento
- Frutas de sua preferência picadas

Leia mais sobre aveia e glúten (p. 154).

Ganache
- 50 g de chocolate 70% cacau picado
- 50 g de creme de leite fresco ou leite de coco (p. 30)

Preparo

Crepe

1. Com um batedor de arame, bata todos os ingredientes, exceto as frutas.

2. Coloque uma pequena quantidade de massa no centro de uma frigideira untada e aquecida. Se a frigideira for antiaderente, não há necessidade de untar.

3. Faça movimentos circulares com a frigideira para que a massa se espalhe uniformemente e a camada fique bem fininha.

4. Grelhe até dourar, desgrude a massa delicadamente da frigideira com o auxílio de uma espátula e vire-a para que grelhe do outro lado.

Ganache

1. Em um recipiente de vidro, derreta o chocolate em banho-maria ou no micro-ondas (p. 154).

2. Misture o chocolate com o creme de leite ou leite de coco.

Montagem

1. Recheie o crepe com a ganache e as frutas picadas.

2. Se quiser, ainda pode servir acompanhado de sorvete (como o sorbet de framboesa, p. 83) e com um pouco de ganache.

Este crepe também fica incrível com a geleia de morango com maracujá (p. 62) em vez da ganache.

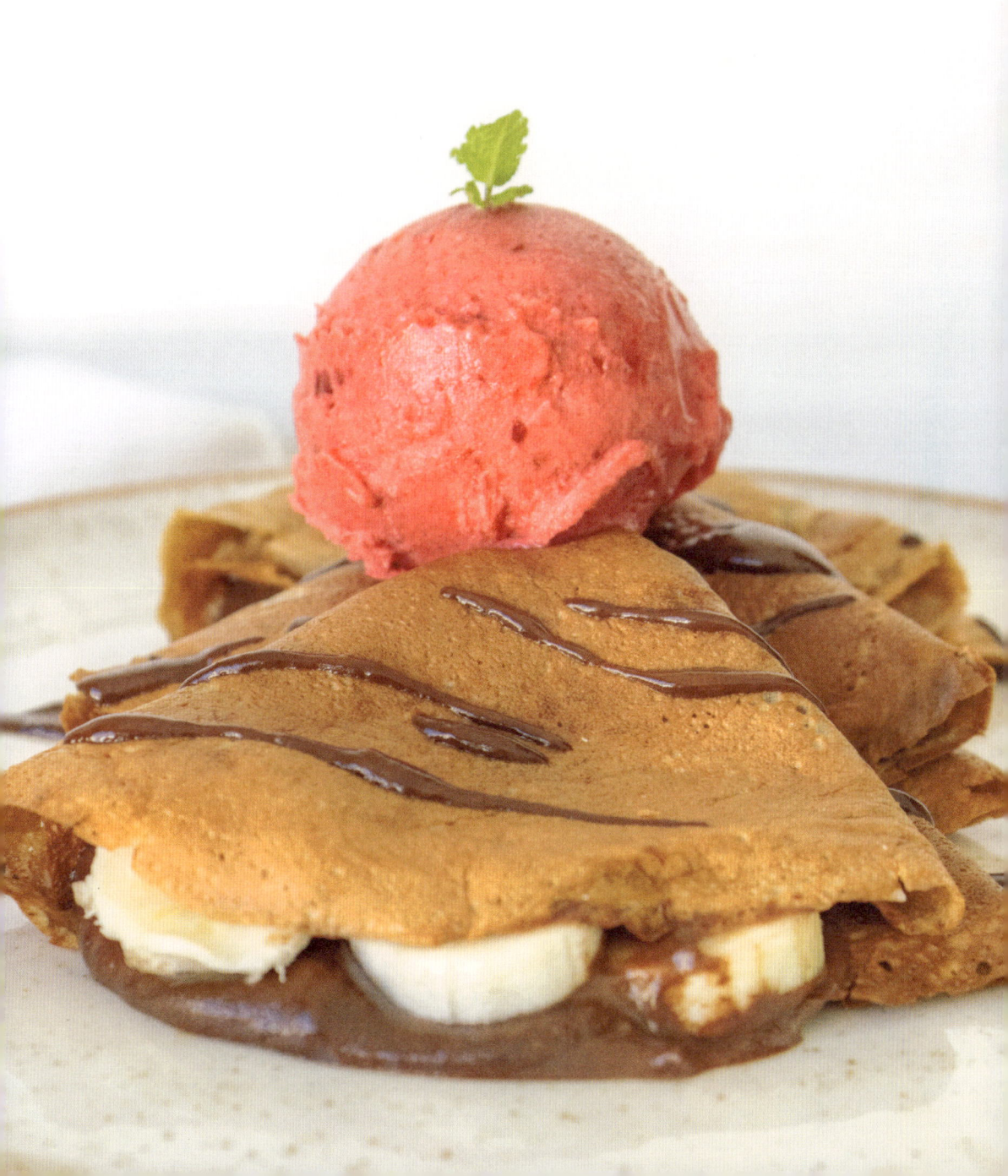

Bombom de coco

Tempo: 1 h
Rende: 5 porções

Ingredientes

1 xícara de leite em pó
⅓ de xícara de água quente
2 a 3 colheres (sopa) de açúcar demerara
1 xícara de coco fresco ralado ou triturado
100 g de chocolate 70% cacau picado

Preparo

1. Em um liquidificador ou processador, bata o leite em pó com a água e o adoçante.
2. Coloque em uma tigela, acrescente o coco ralado e misture com uma espátula.
3. Leve ao congelador até firmar, mas sem deixar congelar.
4. Molde no formato desejado.
5. Derreta o chocolate em banho-maria ou micro-ondas (p. 154) e faça a temperagem do chocolate (p. 155).
6. Mergulhe os bombons no chocolate e leve à geladeira até endurecer.
7. Decore com mais uma camada de chocolate derretido, derramando-o com uma colher para fazer riscos por cima dos bombons.
8. Armazene os bombons na geladeira.

Este bombom é rico em fibras (provenientes do coco). É uma versão muito mais natural e nutritiva do que a industrializada, que leva ingredientes artificiais.

Para triturar o coco, basta bater sua polpa no liquidificador ou no processador – e pode ser com a casquinha marrom mesmo! Se não tiver o fresco, pode substituí-lo por coco ralado industrializado, mas certifique-se de que é puro, sem adição de açúcar.

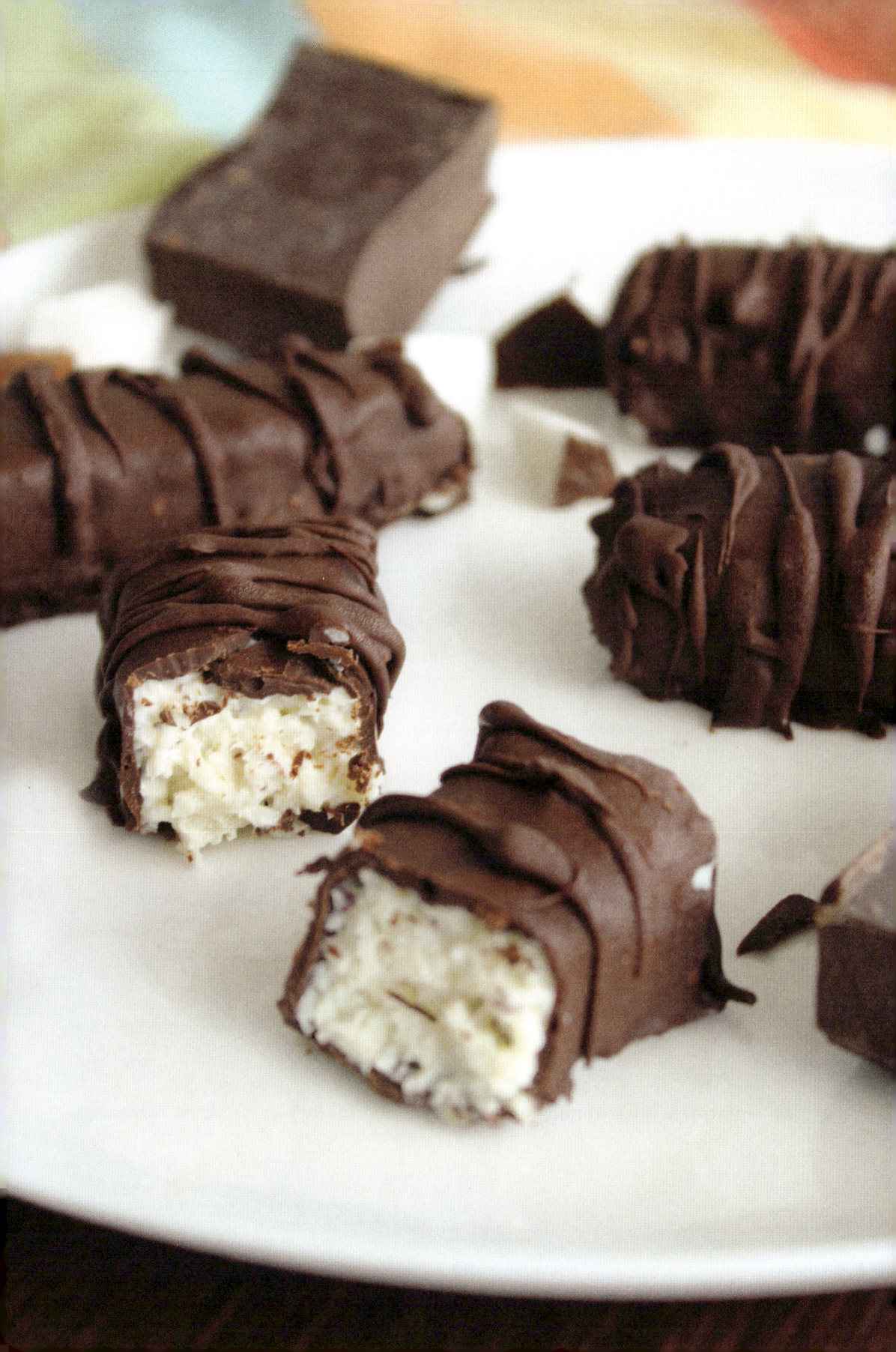

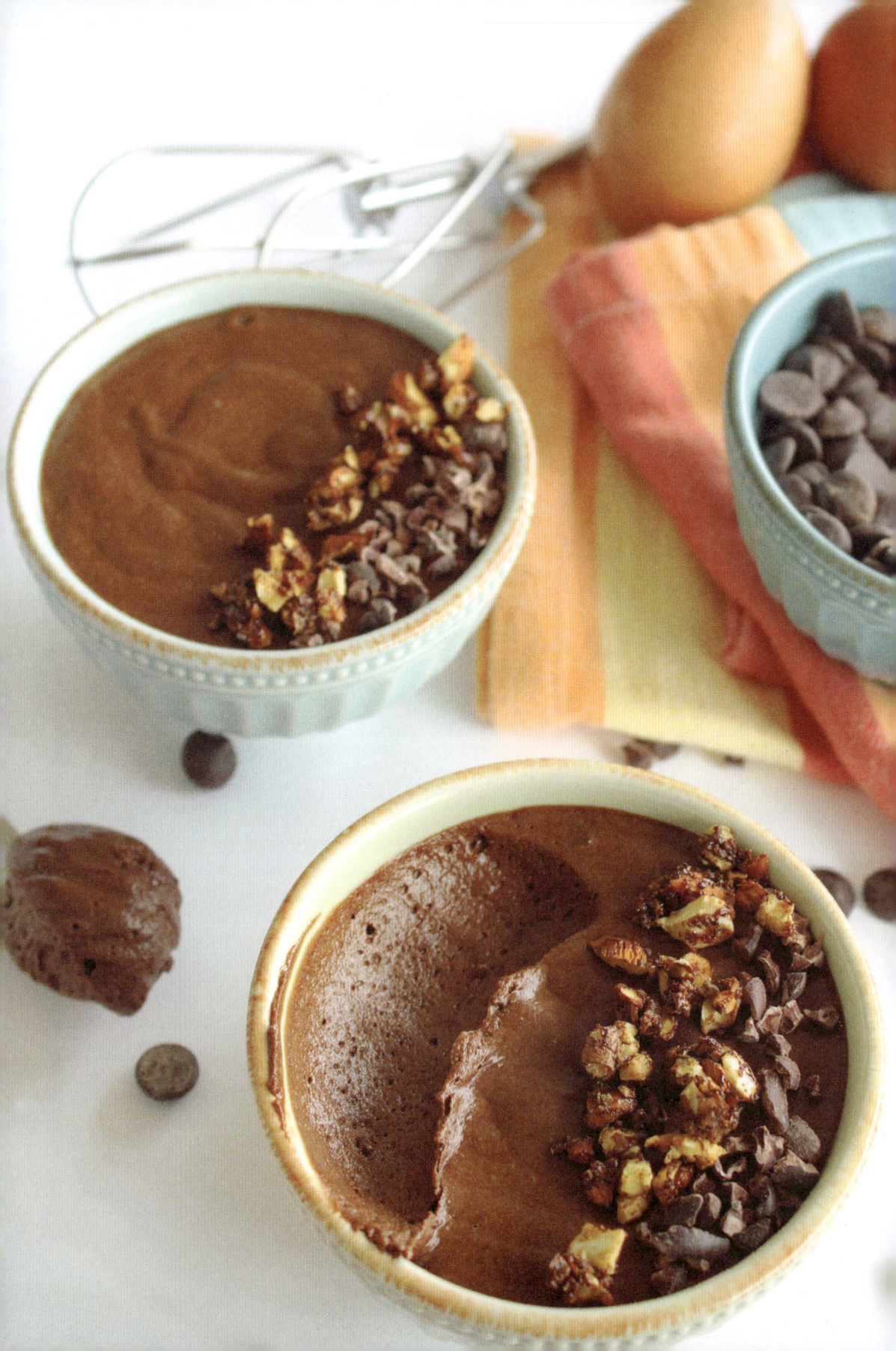

Mousse de chocolate

Tempo: 15 min + 6 h para resfriar
Rende: 6 porções

Ingredientes

Mousse
200 g de chocolate 70% cacau picado
4 ovos
70 g de manteiga, de preferência ghee (p. 36)
3 colheres de sopa de açúcar de coco
1 colher (chá) de extrato de baunilha (p. 39)
½ colher (sopa) de conhaque

Praliné de castanha
½ xícara da castanha de sua preferência bem picada
1 colher (sopa) de açúcar de coco
Nibs de cacau para decorar

Ao separar as gemas das claras, certifique-se de que nem uma gotinha de gema ficou na clara, pois isso pode atrapalhar no resultado do ponto da clara em neve, deixando-a mole. Mas, se passar do ponto, também é um problema: a clara ficará firme demais, quebradiça e a mousse terá pontinhos brancos.

Preparo

Mousse

1. Em um recipiente de vidro, derreta o chocolate em banho-maria ou no micro-ondas (p. 154).

2. Acrescente a manteiga. Reserve.

3. Separe as claras das gemas delicadamente.

4. Em uma tigela, coloque as gemas e o açúcar e bata bem com um batedor de arame.

5. Adicione o chocolate derretido, o extrato de baunilha e o conhaque aos poucos e bata mais um pouco. Reserve.

6. Em uma batedeira, bata as claras até o ponto de neve firme.

7. Misture metade da clara em neve ao chocolate e mexa bem com um batedor de arame.

8. Com uma espátula, acrescente e misture delicadamente o restante das claras.

9. Transfira a mousse para taças individuais ou para uma tigela grande e leve à geladeira por 6 horas.

Praliné de castanha

1. Coloque todos os ingredientes em uma panela pequena e leve ao fogo médio.

2. Com uma espátula, mexa até que o açúcar derreta e envolva a castanha.

3. Espere esfriar.

4. Decore a mousse com nibs de cacau e o praliné de castanha.

Nibs de cacau é a semente do cacau após ser fermentada, seca e torrada. Tem sabor amargo e textura crocante. É fonte de nutrientes como cobre, zinco e magnésio e tem altíssimo poder antioxidante, sendo o alimento em primeiro lugar na tabela Orac (um índice que indica a capacidade de absorção dos radicais oxigenados).

Torta de chocolate

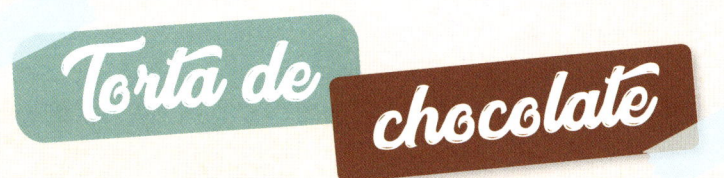

Tempo: 25 min + 2 h de geladeira
Rende: 8 porções

Ingredientes

Massa
1 xícara de farinha de arroz branca
1 xícara de farinha de amêndoa
½ xícara de amido de milho
1 pitada de sal
4 colheres (sopa) de óleo de coco
4 colheres (sopa) de melado de cana
2 colheres (sopa) de água

Recheio
150 g de chocolate 70% cacau picado
250 g de tofu soft drenado
3 colheres (sopa) de açúcar demerara
3 colheres (sopa) de óleo de coco
4 colheres (sopa) de achocolatado natural ou 1 colher (sopa) de cacau em pó (p. 155)
3 colheres (sopa) de café coado
1 pitada de sal

Finalização
Chocolate 70% ralado
Xerém de castanha de caju
Nibs de cacau
Açafrão em pó

Preparo

Massa

1. Preaqueça o forno a 180 °C.

2. Misture os ingredientes secos em uma tigela.

3. Adicione o óleo de coco, o melado e a água e misture bem, apertando com as mãos até formar uma massa homogênea e maleável.

4. Coloque a massa em uma fôrma de fundo removível de 20 centímetros de diâmetro.

5. Abra a massa com as mãos e cubra o fundo da fôrma, subindo pelas laterais.

6. Leve para assar por cerca de 20 minutos ou até dourar.

Recheio

1. Derreta o chocolate no micro-ondas ou em banho-maria (p. 154). Reserve.

2. No liquidificador, bata os demais ingredientes até obter uma massa homogênea.

3. Despeje em uma tigela e, com a ajuda de uma espátula, vá acrescentando o chocolate derretido aos poucos, mexendo até incorporar bem na massa.

Montagem

1. Acomode o recheio sobre a massa e leve à geladeira até firmar.

2. Decore a torta com chocolate ralado, xerém de castanha de caju, nibs de cacau e açafrão em pó.

Nesta receita, o tofu é o ingrediente surpresa. Seu sabor passa despercebido e ele contribui para dar textura ao recheio, além de agregar nutrientes como proteína e cálcio.

Para a versão vegana e sem leite de vaca, certifique-se de que o chocolate utilizado não contenha leite.

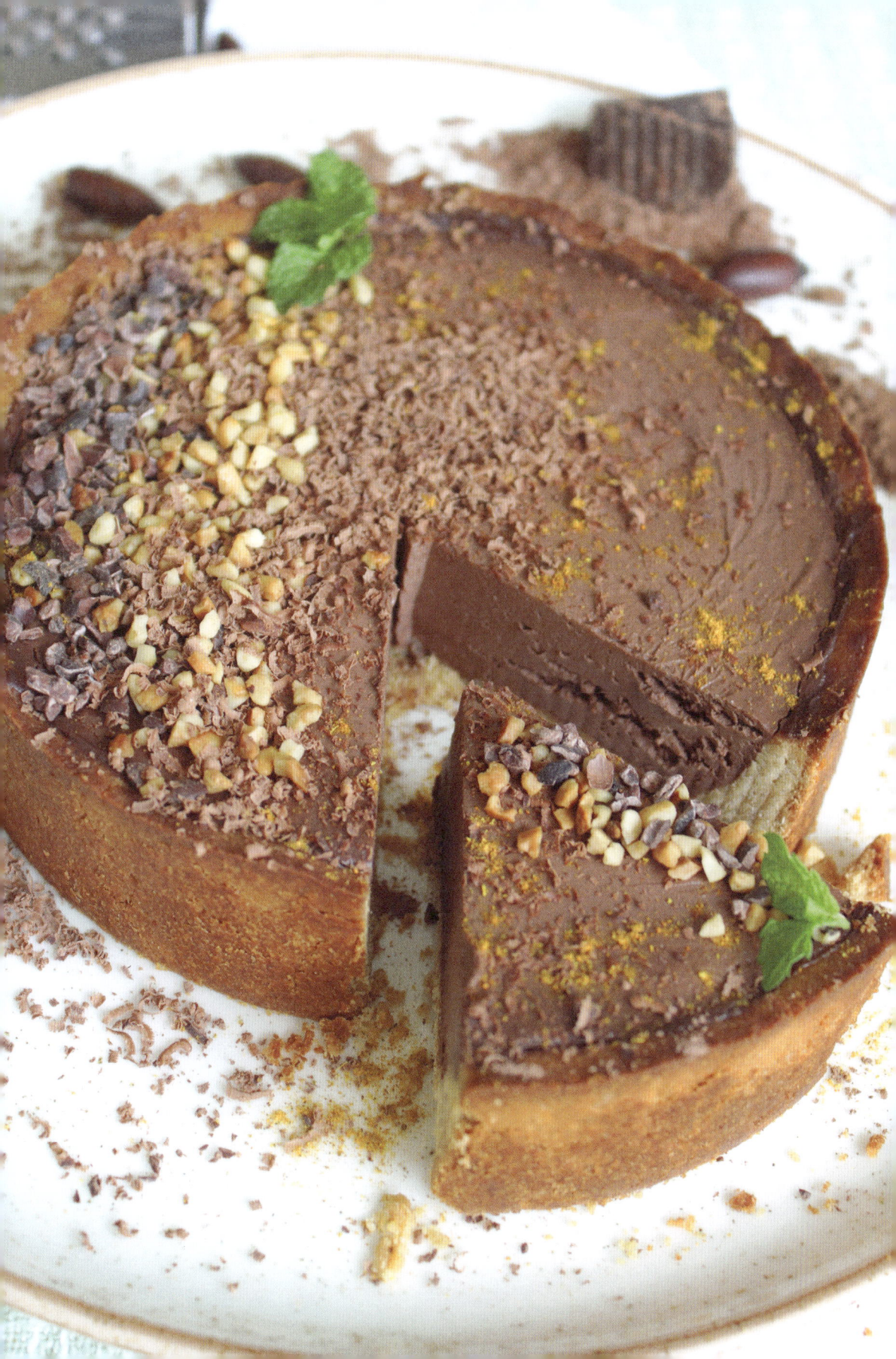

Torta cookie

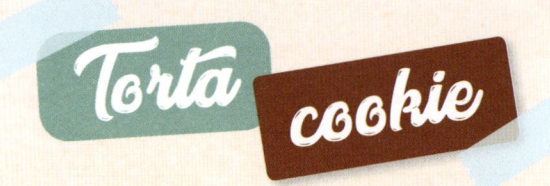

Tempo: 1 h
Rende: 8 porções

Leia mais sobre aveia e glúten (p. 154).

Ingredientes

Massa
100 g de manteiga em cubos sem sal
¾ de xícara de açúcar mascavo
1 ovo
1 colher (chá) de extrato de baunilha (p. 39)
1 xícara de farinha de aveia
½ xícara de farelo de aveia
1 colher (café) de bicarbonato de sódio
1 pitada de sal

Recheio
80 g de chocolate 70% cacau
50 ml de creme de leite

Montagem
Gotas de chocolate belga 70% para decorar

Preparo

Massa

1. Preaqueça o forno a 180 °C.

2. Na batedeira, bata a manteiga com o açúcar.

3. Acrescente o ovo e a baunilha e bata até ficar homogêneo.

4. Acrescente a farinha, o farelo, o bicarbonato, o sal e bata novamente. Reserve.

Recheio

1. Derreta o chocolate em banho-maria (p. 154).

2. Acrescente o creme de leite e misture bem com uma espátula.

Montagem

1. Unte e enfarinhe uma fôrma com fundo removível de 20 centímetros de diâmetro.

2. Use aproximadamente metade da massa para cobrir o fundo e criar uma borda baixa.

3. Coloque o recheio sobre a base de massa.

4. Transfira o restante da massa para um prato ou uma tábua e, com as mãos, aperte levemente para formar a tampa da torta, como se fosse um cookie gigante.

5. Com o auxílio de uma espátula, cubra a torta com a tampa de massa e ajeite com as mãos até fechá-la completamente.

6. Decore com as gotas de chocolate.

7. Asse por 35 a 40 minutos, até que esteja dourada.

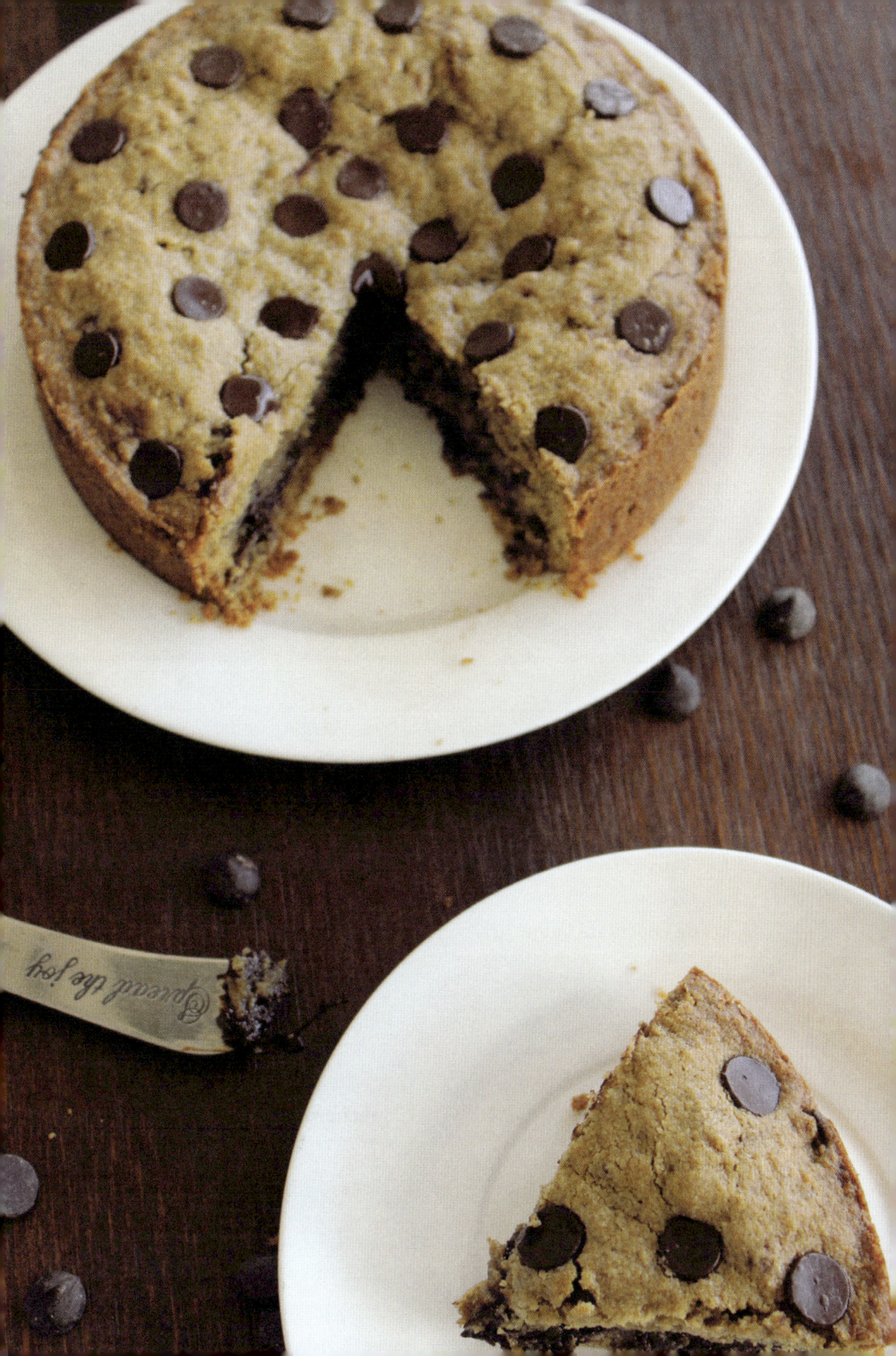

Dicas gerais

Banho-maria

Serve para cozinhar ou derreter um alimento lenta e uniformemente, sem passar de 100 °C ou ferver.

No fogão

Existe uma panela própria para fazer banho-maria. Caso a tenha, basta seguir as instruções de uso: colocar água na panela maior e os ingredientes na menor, que deve ser encaixada dentro. Se você não tiver essa panela, pode improvisar e fazer da seguinte maneira:
1. Coloque os ingredientes em uma tigela de vidro ou inox ou ainda em uma outra panela. Reserve.
2. Leve ao fogo uma panela pequena com um pouco de água até que ela ferva.
3. Desligue o fogo e encaixe a tigela com os ingredientes sobre a panela com água fervente. É importante que a tigela não encoste no fundo da panela ou na água, nem que o vapor entre em contato com os ingredientes.
4. Mexa os ingredientes para auxiliar no derretimento ou cozimento.

No micro-ondas
1. Coloque todos os ingredientes em uma tigela de vidro.
2. Leve a tigela ao micro-ondas e aqueça os ingredientes até derreterem, parando a cada 30 segundos para mexer e não correr o risco de o preparo ferver ou queimar.

Aveia e glúten

A aveia em si é um alimento sem glúten. Contudo, ela é, geralmente, cultivada e processada nos mesmos locais em que se processam cereais que contêm glúten, o que provoca a chamada contaminação cruzada. Em caso de alergia ao glúten, ou doença celíaca, é importante que não haja sequer traços de glúten. Para essas pessoas, é fundamental ler a lista de ingredientes e as advertências na embalagem, para se certificar de que a aveia não contém glúten. Para pessoas sem intolerância nem alergia, não há problema algum em consumir a aveia comum.

Todas as nossas receitas levam ícones que as identificam:

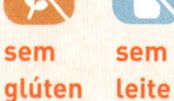

sem glúten | sem leite de vaca | sem açúcar | vegana | low carb

Para todos os preparos, recomendamos que você sempre use medidores, pois o tamanho de xícaras e colheres que temos em casa pode variar.

Plástico

Quando usar recipientes ou sacos plásticos no preparo das receitas, assegure-se de que sejam livres de bisfenol-A (BPA), um composto químico sintético usado na produção de muitos plásticos e que pode afetar o sistema endócrino causando danos à saúde.

Achocolatado e cacau em pó

Existem opções mais saudáveis do que os achocolatados tradicionais. Já é possível encontrar achocolatado orgânico com teor menor de açúcar. Há também opções com teor ainda maior de cacau ou adoçado com adoçantes naturais. Alguns achocolatados são enriquecidos com polidextrose, uma fibra que confere cremosidade aos preparos. Também é possível substituir o achocolatado pelo cacau puro. Contudo, como o cacau puro não é adoçado, o sabor do preparo pode ficar mais amargo ou requerer um adoçante extra; e ele não proporciona a cremosidade que o achocolatado traz. Se optar por usar cacau em pó em vez de achocolatado, a proporção é 1:4.

Temperagem do chocolate

Temperagem é um processo que tem relação com a temperatura em que o chocolate é derretido. Sempre que ele precisa ter brilho e uma quebra firme, a etapa de temperagem ou pré-cristalização é recomendável.

1. Derreta o chocolate em banho-maria ou no micro-ondas.
2. Numa superfície limpa e lisa, como uma mesa ou uma tábua de mármore, despeje ⅔ do chocolate derretido.
3. Com uma espátula de confeiteiro, mexa o chocolate das bordas para o centro. Isso fará com que ele esfrie sem endurecer. Pare de mexer quando ele estiver líquido, mas frio.
4. Volte o chocolate frio para a tigela com o restante do chocolate ainda quente e misture bem.

Importante: A ideia é ter um chocolate frio, mas fluido. A temperatura da porção completa do chocolate ficará mais quente que a da parte manipulada, mas mais fria do que quando o chocolate foi derretido.

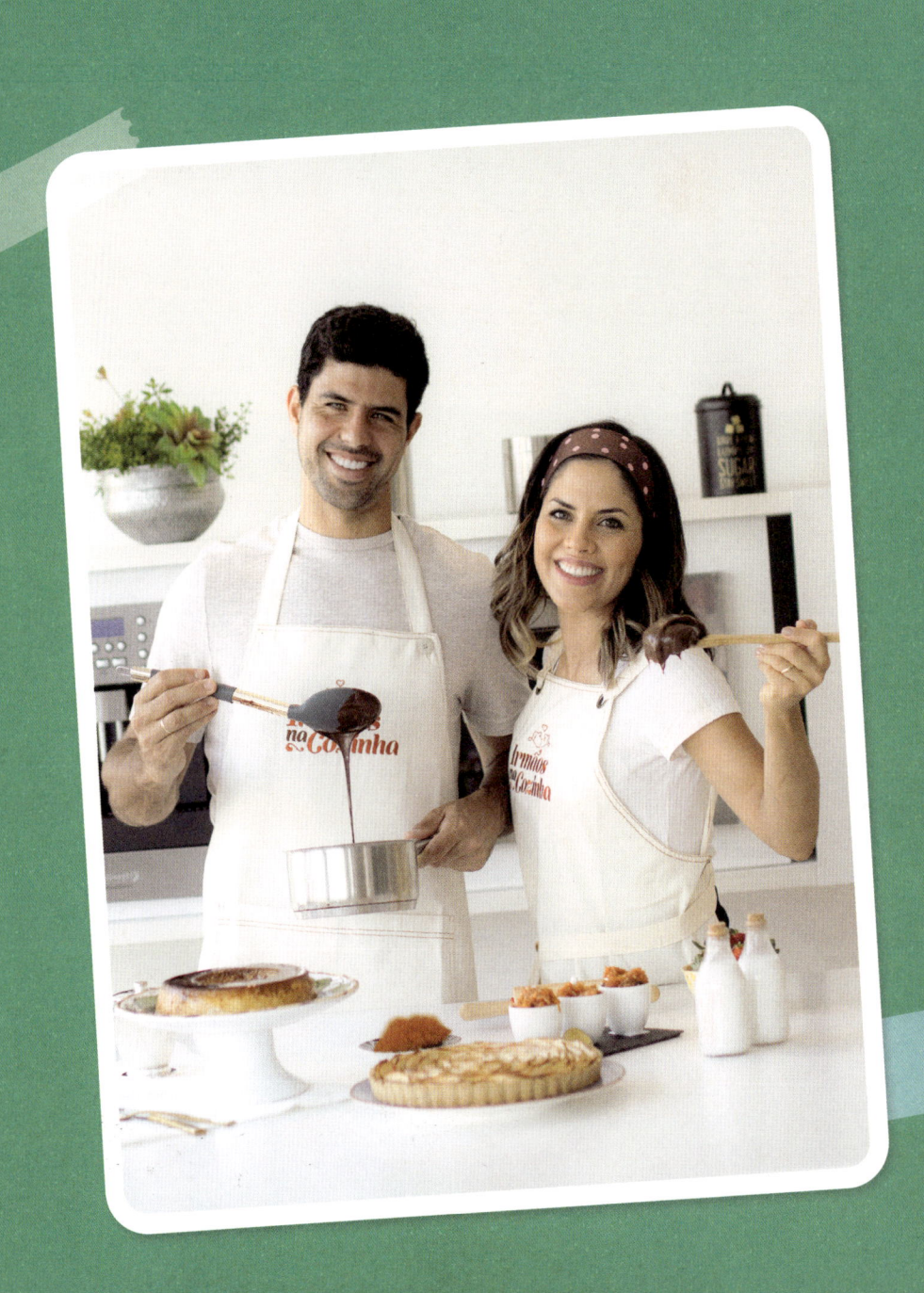